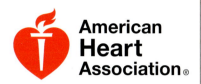
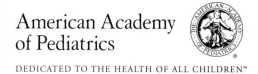

小児救急 評価・認識・病態安定化

インストラクターマニュアル

© 2018 American Heart Association
日本にて発行：Global Speed 2-6-34, Takashima, Nishi-ku, Yokohama-shi, Kanagawa, 220-8515 Japan. 登録番号: 0107-03-002847
ISBN：978-1-61669-630-6. 日本語版 15-2125JP. 印刷日付：8/18
オリジナルの英語版
Pediatric Emergency Assessment, Recognition, and Stabilization Instructor Manual
© 2017 American Heart Association

謝辞

アメリカ心臓協会（American Heart Association，AHA）は，このマニュアルの開発に貢献された以下の方々に感謝いたします。Ricardo A. Samson, MD; Stephen M. Schexnayder, MD; Mary Fran Hazinski, RN, MSN; Reylon Meeks, RN, BSN, MS, MSN, EMT, PhD-C; Lynda J. Knight, MSN, RN, CPN; Allan de Caen, MD; Jonathan Duff, MD, MEd; Mary Ann McNeil, MA, NRP; Mary E. McBride, MD, MEd; Cindy Brownlee, BSN, RN; Jeffrey M. Berman, MD; Farhan Bhanji, MD, MSc(Ed); Kelly D. Kadlec, MD; Mark A. Terry, MPA, NREMT-P; Adam Cheng, MD; Aaron Donoghue, MD, MSCE; Claire R. Wells, AC-PNP; Catherine E. Rejrat, PharmD, BCPS, BCPPS; Susan Fuchs, MD; Holly Capasso-Harris, PhD; and the AHA PEARS Project Team.

日本語版：櫻井 淑男，阿部 裕樹，井手 健太郎，関島 俊雄，西岡 正人，松井 亨 and the AHA ECC International PEARS Project Team.

このテキストの最新情報や修正情報を入手するには，www.international.heart.org にアクセスし，このコースのページに移動して「更新（Updates）」をクリックしてください。これらの更新情報にアクセスするには，AHA インストラクターネットワークに登録して，インストラクターであることの証明を受ける必要があります。

受講者用 Web サイトでこのコースを参照するには，www.heart.org/eccstudent を開き，コード「2180」を入力してください。

目次

パート 1
コースの準備　　　　　　　　　　　　　　　　　　　　　　　　　　　　1

コースの概要　　　　　　　　　　　　　　　　　　　　　　　　　　　　1
- コースの概要と構成　　　　　　　　　　　　　　　　　　　　　　　　　1
- コースの内容　　　　　　　　　　　　　　　　　　　　　　　　　　　　1
- コースの目標　　　　　　　　　　　　　　　　　　　　　　　　　　　　2
- 学習目標　　　　　　　　　　　　　　　　　　　　　　　　　　　　　　2
- インストラクターの重要な役割　　　　　　　　　　　　　　　　　　　　2
- コースデザイン　　　　　　　　　　　　　　　　　　　　　　　　　　　3
- インストラクター主導のトレーニング　　　　　　　　　　　　　　　　　3
- PEARS スキル　　　　　　　　　　　　　　　　　　　　　　　　　　　　3
- PEARS スキルと BLS スキルの統合　　　　　　　　　　　　　　　　　　3
- 効果的なチームワーク　　　　　　　　　　　　　　　　　　　　　　　　3
- コースビデオ　　　　　　　　　　　　　　　　　　　　　　　　　　　　4

コース受講者　　　　　　　　　　　　　　　　　　　　　　　　　　　　4
- 対象者固有のコース　　　　　　　　　　　　　　　　　　　　　　　　　4
- コースの前提条件　　　　　　　　　　　　　　　　　　　　　　　　　　4
- BLS プロバイダーコース修了カード　　　　　　　　　　　　　　　　　　4
- 受講前資料　　　　　　　　　　　　　　　　　　　　　　　　　　　　　5
- 特別な支援が必要な受講者　　　　　　　　　　　　　　　　　　　　　　5
- コースの柔軟性　　　　　　　　　　　　　　　　　　　　　　　　　　　6

インストラクターのニーズおよび資器材　　　　　　　　　　　　　　　　6
- コースの指導者　　　　　　　　　　　　　　　　　　　　　　　　　　　6
- 教員の要件　　　　　　　　　　　　　　　　　　　　　　　　　　　　　7
- 専門分野の教員　　　　　　　　　　　　　　　　　　　　　　　　　　　7
- インストラクターと受講者の比率　　　　　　　　　　　　　　　　　　　7
- 受講者とマネキンの比率　　　　　　　　　　　　　　　　　　　　　　　8

インストラクターの準備　　　　　　　　　　　　　　　　　　　　　　　8
- 指導の準備　　　　　　　　　　　　　　　　　　　　　　　　　　　　　8

コースのプランニングおよび補助教材　　　　　　　　　　　　　　　　　9
- コース詳細の特定　　　　　　　　　　　　　　　　　　　　　　　　　　9
- テンプレート　　　　　　　　　　　　　　　　　　　　　　　　　　　　9
- 受講者に送付する受講前文書の例　　　　　　　　　　　　　　　　　　　9
- インストラクターに送付する受講前文書の例　　　　　　　　　　　　　11

コースの通知	13
インストラクターネットワーク	14
Full Code Pro アプリ	14
教材の注文	14
AHA が作成した教材の著作権	14
筆記試験のセキュリティー	15
教室の要件	15
喫煙について	15
フロアのレイアウト見本	16
主要なカリキュラム	16
AHA が作成していない内容	19
コースの器材	19
器材リスト	20

器材とマネキンの消毒 22

感染対策	22
器材とマネキンの消毒	22
感染暴露	23

パート 2
コースの指導 25

受講者との対話 25

受講者への挨拶	25
コースの進行時	25
質の高い CPR の重要性	25
高度なチームワーク	26

スキル実習 26

はじめに	26
スキル実習の準備	27
スキル実習のケースシナリオ	29
テクノロジーと器材の確認	29
スキル実習／ケースシナリオの実施	30
評価と管理における体系的なアプローチ	31
パフォーマンスの高いチームワークと地域のプロトコール	31
教育モデルと原則	31

インストラクター用教材 32

アイコンについて	32
レッスンプランについて	32
レッスンプランの使用	33
コースビデオ	34
スキル実習について	34

ケースシナリオについて	34
ケースシナリオの例	35
プロバイダーマニュアルの使用	36

シミュレーションの効果的な使用 — 36
シミュレーションベースの学習に対する受講者の準備	36
忠実度が高いシミュレーションと低いシミュレーション	36

実習後のデブリーフィング — 37
デブリーフィングの定義	37
フィードバックとデブリーフィングの比較	38
効果的なデブリーフィングの特徴	38
デブリーフィングの重要原則	40
デブリーフィングのツール	41

コースの概要と日程 — 44
PEARS コースの概要と日程	44

パート 3
テストおよび補習 — 47

コース修了のためのテスト — 47
コース修了の要件	47
質の高い BLS スキルテスト	48
スキルテストの概要	48
ストップウォッチ／計時装置の使用	48
スキルテストチェックリストおよび重要スキルの説明の使用	48
スキルテストチェックリストのルール	49
小児に対する CPR および AED スキルテストチェックリストを理解する	50
PEARS 小児に対する CPR および AED スキルテストチェックリスト	53
乳児に対する CPR スキルテストチェックリストを理解する	55
PEARS 乳児に対する CPR スキルテストチェックリスト	58
受講者の再テスト	61

試験 — 61

補習 — 62
プロバイダーコース受講者の補習	62
インストラクターのための補習に関する概念	63
簡易および公式の補習	63
補習成功までの手順	64

コース後 — 65
プログラムの評価	65
プロバイダーカード／e カードの発行	65
生涯教育の資格	65

コースの継続的教育／医学生生涯教育単位の申請	66
PEARS スキル	66

プロバイダーの更新 — 67
更新スケジュール — 67

パート 4
追加の資器材 — 69

最新の科学情報 — 69

インストラクターのトレーニングと更新 — 69
インストラクターの採用と指導 — 69
インストラクター候補の選考 — 69
インストラクターエッセンシャルコースの前提条件 — 70
インストラクターステータスの維持 — 70
指導要件の特別な例外 — 70
インストラクターカードの発行 — 71

パート 5
付録 — 73

A. スキルテストチェックリスト — 75
PEARS® 小児に対する CPR および AED スキルテストチェックリスト — 77
PEARS® 小児に対する CPR および AED スキルテストの重要スキルの説明 — 78
PEARS® 乳児に対する CPR スキルテストチェックリスト — 79
PEARS® 乳児に対する CPR スキルテストの重要スキルの説明 — 81

B. インストラクターケースシナリオおよびデブリーフィングツール — 83

ケースシナリオの準備 — 85
コース詳細の特定 — 85
報告（引き継ぎ） — 85
「評価－判定－介入」の手順 — 86
時系列 — 86

パート 6
PEARS レッスンプラン — PEARS 1-57

PEARS インストラクター向けリソース

インストラクターリソースは，**CPRverify.org** にある。

受講前教材
    器材リスト
    PEARS コースの日程例
    受講前文書の例－受講者へ
    受講前文書の例－インストラクターへ

コース教材
    小児に対する CPR および AED のスキルテストチェックリスト
    乳児に対する CPR スキルチェックリスト
    PEARS 実習ケースシナリオ
    チームダイナミクスデブリーフィングツール
    チームの役割ラベル
    小児における体系的なアプローチアルゴリズム
    小児に対する体系的なアプローチのまとめ
    小児の呼吸器系緊急事態の管理フローチャート
    小児のショック管理フローチャート
    1 人のヘルスケアプロバイダーによる小児心停止例に対する
        BLS アルゴリズム―2015 年版
    2 人以上のヘルスケアプロバイダーによる小児心停止例に対する
        BLS アルゴリズム―2015 年版
    小児のバイタルサイン
    Life Is Why® アクティビティページ

目次

life is why.®

アメリカ心臓協会（American Heart Association, AHA）は，人々に人生の貴重な瞬間をより多く体験してもらいたいと願っています。AHAが心臓と脳をより健康にすることをミッションとしているのはそのためです。また，皆様との誠実なパートナーシップを通じて，蘇生科学を実現するための卓越したトレーニングに取り組み続けている理由でもあります。絶え間なく続く共同作業と献身によってのみ，私たちは本当に変化をもたらし，生命を救うことができるのです。

世界から心臓病や脳卒中がなくなるまで，AHAは，誰もがより健康で長生きできるよう，皆様とともに努力を続けていきます。

私たちの行動の理由
life is why.

Life Is Why は人生を賛美するフレーズです。「なぜ私たちはみな，心臓と精神が健康でなければならないのか」という質問へのシンプルですが説得力のある答えです。これはまた，私たちの行動の理由を説明するものでもあります。生命を助けるという行動の理由を。来る日も，来る日も。

受講者マニュアル全体にわたって，このクラスであなたが学習することと **Life Is Why** および心血管治療の重要性を関連付ける情報が記載されています。**Life Is Why** アイコン（右側を参照）を探してください。そして，あなたが今日，学習したことは AHA のミッションに影響を及ぼすということを覚えていてください。

ぜひ，あなたの **Why** を発見し，他の人と分かち合ってください。自分はどのような瞬間，どのような人々，どのような経験のために生きているのか，自分自身に尋ねてみましょう。自分に喜び，驚き，幸福をもたらすものは何か？自分はなぜ，AHA のパートナーとして，生命を救おうとしているのか？心血管治療はなぜ，自分にとって重要なのか？このような質問への回答があなたの **Why** なのです。

指示事項

このページの裏は，AHA のミッションおよび **Life Is Why** キャンペーンへの参加申込書になっています。あなたの **Why** を説明する言葉で空欄を埋めて，このアクティビティを完成させてください。

あなたの "_____ **Is Why**" を愛する人たちと分かち合いましょう。その人たちにも **Why** を見つけてもらいましょう。

話題にしましょう。分かち合いましょう。投稿しましょう。経験しましょう。
#lifeiswhy   #CPRSavesLives

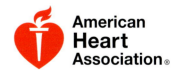

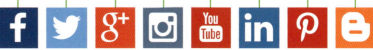

is why.

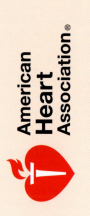

パート 1

コースの準備

コースの概要

コースの概要と構成

小児救急 評価・認識・病態安定化（PEARS®）プロバイダーコースの目的は，危篤状態の小児患者を評価および処置する場合の技能を習得および実習し，その習熟度を実証する機会を受講者に与えることである。コースで主に使用される教育手法は「シミュレーション」であり，これはスキルの習得，医療に関する複雑な意思決定，またはチームワークのトレーニングにも採用される。他に使用される手法は，ビデオによるデモンストレーションやグループでの議論である。

受講者には，以下を学習する機会が与えられる。

スキル：

- 小児および乳幼児に対する心肺蘇生（CPR）の実施
- 酸素供給と気道管理器具の使用
- ショック管理器具および急速な輸液ボーラス投与法の使用

小児評価： 体系的なアプローチ

医学的管理：

- 急性呼吸器系問題の 4 つのタイプ
- 急性循環器系問題の 2 つのタイプ
- 心停止の 2 つのタイプ

リーダーシップ： 蘇生関連のチームダイナミクスにおいて重要となるコミュニケーションおよびその他の要素

この後，受講者には小児および乳児に対する一次救命処置（basic life support, BLS）における習熟度テストが課される。

コースの内容

PEARS プロバイダーコースでは，小児患者を治療するヘルスケアプロバイダーが，呼吸器や心血管の緊急事態および心肺停止を評価，認識し，初期管理に参加するための基礎的スキルを身に付けることができる。実践的なケースベースの内容により，受講者には対応開始から数分以内に適切な救命処置を実施し，二次救命処置プロバイダーに引き継ぐまで処置を担うことができるように指導する。

パート 1

コースの目標

PEARS プロバイダーコースの目標は，呼吸器系緊急事態，ショック，心肺停止の患者に対して，優れたチームダイナミクスを活用した評価，早期認識，迅速なコミュニケーション，初期介入に備えるようヘルスケアプロバイダーを養成することにより，小児患者の転帰を改善することにある。

学習目標

このコースを修了した時点で，受講者は重症の疾患や外傷のある小児のシナリオに直面した場合，独力で以下のことができるようになること。

- 『アメリカ心臓協会（AHA）心肺蘇生（CPR）と救急心血管治療（ECC）のためのガイドラインガイドラインアップデート 2015（*2015 American Heart Association (AHA) Guidelines Update for CPR and Emergency Cardiovascular Care (ECC)*）』にのっとった BLS を実施する
  - 質の高い CPR を実行する
  - AED の安全で正しい使用方法を実演する
- 小児に対する体系的アプローチによって重症の疾患や外傷のある小児を評価する
  - 「評価－判定－介入」の手順について説明する
  - 患者の状態の初期評価を行うために小児評価のトライアングルを実演する
  - 小児患者の一次評価を実施する
  - 即時介入を要する患者を判定する
  - 心停止，呼吸障害，ショックを含む小児の緊急事態を判定する
  - 介入実施後に患者の再評価を実演する
- 効果的なチームダイナミクスを適用する
  - チームメンバーの役割と責任を説明する
  - 効果的なチームダイナミクスの要素を説明する
  - ケースシナリオにおいて効果的なチームダイナミクスを実演する
- 心停止，呼吸障害，またはショックを伴う小児を含む，重症の疾患や外傷のある小児の初期の安定化を実演する
  - 軽度と重度の呼吸障害を区別する
  - 軽度および重度の呼吸障害の徴候に対する初期介入を実施する
  - 代償性ショックと低血圧性ショックを区別する
  - ショックの治療のための初期介入を実施する
  - 小児患者の徐脈と頻脈を判定する

インストラクターの重要な役割

インストラクターは，このコースで受講者が望ましい結果を得るために欠かせない存在であり，それを容易にするために以下のような行動が期待される。

- 『AHA 心肺蘇生と救急心血管治療のためのガイドラインアップデート 2015（*2015 AHA Guidelines Update for CPR and ECC*）』に従った効果的なケースの管理を実演する
- PEARS における質の高い治療をモデル化する
- 望ましい結果に重点を置きながら，少人数グループでの議論を円滑に進行する
- 受講者の反応に耳を傾け，学習の概念を理解できるようにフィードバックを行う
- 受講者の行動を観察し，必要に応じて指導を行う
- 良い点を指摘したうえで，改善すべき点のフィードバックを行う
- 教室での最適な学習と時間の使い方ができるように，ディスカッションやシミュレーションを適切に進める
- 各シミュレーション後に，構造的なデブリーフィングセッションを実施する

コースデザイン

PEARS コースでは，医療現場を模した（シミュレーションした）環境，あるいは実際の医療現場（救急車の後部，救急部の病床など）において，さまざまな教授法と成人向け学習原則を用いる。教育的観点から，シミュレーションした緊急事態が実際のケース（現場の環境，器具など）に近いほど，スキルの移転の効果は高くなる。認知，精神運動，および一部の感情的領域におけるスキルの移転は，少人数グループでの指導とマネキンに対するチームメンバーとしてのケースシナリオの実習（実践的学習），大人数または少人数グループでの短編ビデオ教材とインストラクターと受講者の相互交流（受講者の議論への参加）によって達成される。

シミュレーションは「モックコード」とも呼ばれ，10 年にわたり PEARS の基本的な教育モデルとされている。技術はより高度化され，シミュレーション教育学は拡張を続けているが，その基本は変わらない。シミュレーションは受講者に対し，実際の患者に適用する前に，認知スキルおよび精神運動スキルを学習および実習する機会を与えるものである。参加者の知識，スキル，チーム行動，リーダーシップ，コミュニケーションを向上させる手法として，このようなシミュレーションに基づく教育の効率性を支持する実例は，多くの訓練において枚挙にいとまがない。したがって，PEARS コースの設計には今後もこのモデルが組み込まれることになる。

AHA は，さまざまなタイプの受講者が多様な学習スタイルによって参加できるような幅広い体験の機会を構築している。

このコースは，受講者の学習と定着を最大限に高めるように設計されている。対象者固有のニーズを満たすため，特定のグループによる特定のセッションでは，固有の場所に合うようにシナリオ変更が必要な場合もある。

インストラクター主導のトレーニング

PEARS コースは，インストラクター主導の従来の教室でのコースとしてトレーニングセンターをはじめとする施設で開講される。コースの構成は以下の通りである。

- 中心概念（コアコンセプト）は，コースビデオ，インストラクター主導のディスカッション，マネキンを用いたケースベースのシナリオを通じて提示される。
- 受講者は試験を受けて中心概念の理解度を確認する。
- インストラクターはスキルを実習する受講者を指導する。
- インストラクターは，スキルテストチェックリストに記載されたスキル習熟度を実演する各受講者を監督する。

PEARS スキル

小児患者を安定させるには，以下に示すように，認知スキルと精神運動スキルの両方が要求される。

- 「認知スキル」は，リズム認識，薬物投与の優先順位付け，およびアルゴリズムの適用で構成される。
- 「精神運動スキル」は，胸骨圧迫，換気，基本的な気道管理で構成される。

PEARS スキルと BLS スキルの統合

PEARS 治療は BLS の中核を成すスキルを補足するものであり，進行中の BLS 治療に統合する場合は注意が必要である。受講者が効果的に BLS を実施していない場合，PEARS 治療を実施しても失敗する可能性が非常に高い。

効果的なチームワーク

受講者は，効果的なチームワークとコミュニケーションによって，蘇生処置の成功の可能性が高まることを理解する必要がある。PEARS ケースシナリオは，受講者にこれらのスキルを実習する機会を提供する。各受講者は，疾患のある小児に最初に遭遇するプロバイダーとなるシミュレーションを体験しなければならない。受講者は最初のプロバイダーとして応援を呼び，その応援が到着したら，他のチームメンバーとコミュニケーションを取って役割を割り当てる。

コースビデオ	PEARS プロバイダーコースはインストラクターが指導する形式のコースであるが，複数のビデオが取り入れられている。ビデオでは，情報，ケースの説明，デモンストレーションが提供される。ビデオは，インストラクターが一貫した方法でコースの内容と情報を伝えやすくすることを目的として設計されている。

コース受講者

対象者固有のコース	一部のエビデンスは，「コースに内容を追加すると，学習と定着が実際に低下する場合がある」ことを示している。コースに追加の教材を入れることはベストプラクティスとは見なされていないが，必要なレッスンやコース内容が削減されたり短縮されたりしない限り，インストラクターは関連するトピックを追加することができる。 追加のトピックや情報を追加する場合は，必要なレッスンの流れを妨げないように，コースの「最初または最後」に実施する。インストラクターによって内容が追加された場合は，コース時間が延びることになる。追加情報については，AHA からの情報ではないことを受講者に伝える必要がある。コースの修了とカードの発行のためのテスト要件は変更できない。
コースの前提条件	PEARS プロバイダーコースを適切に修了するには，受講者は**十分に準備する必要がある**。このコースでは BLS スキルについての指導は行わない。そのため，受講者はこのコースを受講する前に『AHA 心肺蘇生と救急心血管治療のためのガイドラインアップデート 2015（*2015 AHA Guidelines Update for CPR and ECC*）』を使って小児および乳児に対する BLS スキルに習熟しておく必要がある。
***BLS* プロバイダーコース修了カード**	AHA は，BLS のスキルを基礎とした PEARS コースを考案した。PEARS コースは，BLS のすべてのスキルをテストしない。BLS 試験も行わない。BLS プロバイダーカードを発行する場合は，BLS インストラクターが立ち会って，スキルテストチェックリスト記入と試験を実施する必要がある。BLS スキルテストと試験を追加すると，PEARS コースの時間が延びることになる。

コースの準備

受講前資料

 受講前の復習が役立つ受講者のために，PEARS 受講者用 Web サイトがこのコースに追加された。PEARS 受講者用 Web サイト（**www.heart.org/eccstudent**）には，以下の自己評価用資料が用意されている。

資料	説明	利用方法
PEARS のビデオ	• 一次評価，呼吸器系，ショック	基本の復習
PEARS 追加情報	• 小児のバイタルサイン • 1 人のヘルスケアプロバイダーによる小児心停止例に対する BLS アルゴリズム—2015 年版 • 2 人以上のヘルスケアプロバイダーによる小児心停止例に対する BLS アルゴリズム—2015 年版 • 小児の呼吸器系緊急事態の管理フローチャート • 小児のショック管理フローチャート	PEARS コースで説明する基本概念を補完する追加情報
質の高い BLS のビデオ	• 質の高い BLS • 胸骨圧迫 • 換気 • AED の使用	基本の復習

特別な支援が必要な受講者

AHA は，トレーニングセンターに対して，いかなる要件，法律，規則または規制についても，助言は行わない。トレーニングセンターは，適用される法律を遵守するために必要な設備を決定しなければならない。AHA は法律顧問に相談することを勧める。

受講者がコース修了カードを受け取るためには，コースのすべての修了要件を問題なく修了することができなければならない。マネキンの配置，テキストリーダーの使用，または受講者に筆記試験を読み上げるなど，妥当な対応を行ってもよい。

受講者が障害によりスキルテストに合格できなかった場合，どのテストが不合格であったかという一覧とともに，文書による教室出席の記録を受講者に渡す。

コースの柔軟性

AHAでは，インストラクターが，PEARSコースを受講者固有のニーズに合わせて調整することを許可している。例えば，状況を特定の場所に合わせてもよい。

コースの柔軟性の一例は，レッスンの一部に地域や施設のプロトコールのディスカッションが組み込まれていることである。また，CPRに関連する一部の地域や施設のプロトコールが，学習ステーションで実施されている。受動的な酸素吸入および気道補助用具を伴う200回の継続的胸骨圧迫の3サイクル，心停止後の最初の数分間の胸骨圧迫のみのCPR，継続的な胸骨圧迫とバッグマスク器具を使用した6秒に1回の非同期換気など異なるプロトコールの使用は，胸骨圧迫時間比と質の高いCPRの最適化に役立つことがある。通常の胸骨圧迫と人工呼吸の比率（30：2）は，ヘルスケアプロバイダーが十分に訓練を受けていない場合，または30：2が既定のプロトコールである場合に使用する。学習ステーションで使用されるCPRのすべてのプロトコールは，2分間サイクルの枠組み内である必要がある。また，より多様な受講者に対応するためにケースシナリオ数を増加し，自身のシナリオを作成できるようにすることで，PEARSコースを調整するための柔軟性がさらに高まる。

コースを変更する場合は，このマニュアルで概説されている基本的なコース内容に付加する形で変更する。そのため，その分コースの所要時間が長くなる。インストラクターは，コースのレッスンや構成要素を削除できない。コースへの追加や変更は，AHA以外の教材として明確に識別する必要がある。詳細については，このインストラクターマニュアルの「AHAが作成していない内容」の項を参照のこと。

インストラクターのニーズおよび資器材

コースの指導者

AHAのコースは，それぞれの種目において最新のインストラクターステータスを有するAHAインストラクターが指導しなければならない（インストラクターになるための詳細については，**www.heart.org/cpr**のインストラクターネットワークを参照のこと）。

各AHAコースには，コースディレクターが存在する必要がある。コースディレクターは，コース全体に物理的に参加できなければならない。コースディレクターは，コースの実施計画と品質保証，さらには専門分野の教員が，指導するすべてのコースでAHAのガイドラインに従っていることに責任を持つ。

また，該当する種目のAHAインストラクターは，受講者の正式な評価またはテストを実施しなければならない。

コースの準備

教員の要件

次の表に，PEARS コースのファカルティ要件の一覧を示す。なお，1 人が複数の役割を担う場合がある。各ステーションに 1 人のインストラクターが必要である。

役割	責任
コースディレクター	• PEARS プログラムの質を監督する • PEARS コースの進行中，質疑に応答する必要がある
PEARS インストラクター	• 大人数グループでのやり取りでは，1 人のインストラクターが必要となる • 各ビデオケースのディスカッションとシミュレーションステーションでのケースシナリオ演習には，1 人のインストラクターが必要となる • 「気道確保」と「ショックの管理」の各スキル実習ステーションに 1 人のインストラクターが必要となる • 小児および乳児に対する質の高い BLS 学習／テストステーションに 1 人のインストラクターが必要となる • 個々のケースシナリオ演習とシミュレーションステーションには，それぞれ 1 人のインストラクターが必要となる

専門分野の教員

専門分野の教員は，指導を行う特定分野の内容に関する専門家である（集中治療専門医，救急医療医，麻酔専門医など）。専門分野の教員は，コースの指導に必要な中心的なスタッフを補足する存在である。つまり，専門分野の教員は PEARS インストラクターの代わりではない。

AHA コースの専門分野の教員に関する詳細については，最新版の『プログラム運営マニュアル』を参照のこと。

専門分野の教員の責任：

- PEARS の内容に関する専門家として従事する
- AHA ガイドラインを守りながら必要な内容を提供する
- 受講者に対してテストを実施したり，テストプロセスに参加したりしてはならない

インストラクターと受講者の比率

このコースへの参加が許可されている受講者数は，施設，インストラクターの数，利用できる器材により異なる。

PEARS コースは最大 12 人の受講者を想定して構成されている。つまり，受講者 6 人のステーションが 2 つと各ステーションにインストラクター 1 人という構成である。1 つのステーションにおける望ましい比率は，6 人の受講者に対して 1 人のインストラクターである。ステーションの交代スケジュールは，この比率が前提となっている。

各ステーションに必要となる，絶対的な最小受講者数というものは特にない。ただし，各ステーションでは，チームの各役割に積極的に参加できるだけの人数が揃うことが必要である。これは，各ステーションの受講者対インストラクターの比率が 4：1 であれば達成できると思われる。

場合によっては，最大で 8 人の受講者に対して 1 人のインストラクター（1 つのステーションあたり）まで比率を引き上げることができる。ただしこの場合，インストラクター 1 人につき受講者 6 人という理想的な比率の場合と比べ，追加した受講者 1 人につき，合計クラス時間が少なくとも 80 分増加する。これは，追加される受講者ごとに各ステーションでの実習時間が長くなるためである。また，追加の受講者に対処するために，説明するケースの数も追加されるだけでなく，試験にも追加の時間を割り当てる必要がある。

インストラクターに対する受講者の比率は，以下の表に示す活動によって異なる。

アクティビティ	推奨される規模または比率
大人数グループでのやり取り	グループの規模は，教室の大きさとビデオモニターまたはプロジェクタースクリーンの数によって制限される
BLS ステーション	受講者とインストラクターの比率は 6：1，受講者とマネキンの比率は 3：1
スキル実習ステーション	受講者とインストラクターの比率は 6：1，最大で 8：1（上述した追加時間がかかる）
PEARS ケースシナリオ演習	受講者とインストラクターの比率は最大で 8：1

受講者とマネキンの比率　気道管理，ショックの管理，および 質の高い CPR の各ステーションでは，3 人の受講者ごとに 1 体のマネキンが必要である。上気道閉塞，下気道閉塞，肺組織疾患，呼吸調節の障害，循環血液量減少性ショック，血液分布異常性ショックの各ケースシナリオでは，受講者とマネキンの比率は 6：1 となる（上記のように最大比率は 8：1）。

インストラクターの準備

指導の準備　PEARS プロバイダーコースを指導する上で不可欠な要素がインストラクターの準備である。PEARS コースを指導する前に，以下のプログラム要素をすべて詳細に読んで確認すること。

- 『PEARS インストラクターマニュアル』
- すべてのレッスンプラン（レッスンプランの詳細については，このマニュアルで後述）
- すべてのビデオ教材
- 『PEARS プロバイダーマニュアル』および受講者用 Web サイト

ビデオとレッスンプラン（パート 6）を確認するときは，コースがどのように構成されているかと，自分自身および受講者に期待されている内容に注目する。必要に応じて，レッスンプランにメモを取る。

この準備は重要であり，コースをより効果的に指導できるようになる。また，コースの展開に従って取るべき行動を予測できるようになる。これは，コースの一部で実習やテストを受けてもらうために受講者をまとめる場合やビデオを使って情報を伝える場合，話し合いを円滑に進める場合，器材を配布する場合，デブリーフィングを行う場合，試験または実践テストを実施する場合に特に当てはまる。

十分な準備を行わなければ，PEARS コースで適切な指導を行うことはできない。

コースのプランニングおよび補助教材

● コース詳細の特定

コースで指導を行う前に，以下のコースの詳細を特定する。

- 受講者
- 受講者数
- 特殊なニーズや器材

このコースでは，大人数グループと少人数グループの両方のセッションを指導する。少人数グループのセッションは，「学習／テストステーション」および「スキル実習ステーション」と呼ばれる。

質の高い BLS スキルはテストステーションでテストされる。

パート 2 に掲載されているコース概要と日程の例およびレッスンプラン（パート 6）をガイドとして使用する。

このプロセスの一部として，『PEARS インストラクターマニュアル』および『PEARS プロバイダーマニュアル』を参照すること。

● テンプレート

『PEARS インストラクターマニュアル』およびインストラクターリソースには，コース指導の準備に役立つ案内文書やフォームなどの素材が用意されている。受講前文書など，これらの素材の一部はカスタマイズが必要である。

● 受講者に送付する受講前文書の例

コースの開始前に，受講者に受講前文書を送付しておくことを推奨する。文書の例は以下のとおりである。この例は，CPRverify のインストラクターリソースでも入手できる。自身またはトレーニングセンターのニーズに合わせて修正すること。

（日付）

PEARS® コース受講者各位：

小児救急 評価・認識・病態安定化（PEARS）コースへようこそ。

教室の日時と場所

日付：＿＿＿＿＿＿＿＿＿＿＿＿＿＿＿＿＿＿＿＿

時間：＿＿＿＿＿＿＿＿＿＿＿＿＿＿＿＿＿＿＿＿

場所：＿＿＿＿＿＿＿＿＿＿＿＿＿＿＿＿＿＿＿＿

開始後に遅れてくると遅れを取り戻すのが困難であるため，時間通りに到着するようにしてください。受講者は，コース全体に出席して参加することが期待されています。

送付内容
本文書には，コース日程と『PEARS プロバイダーマニュアル』を同封させていただきます。また，受講者用 Web サイトのアドレスも記載されています。

受講の準備
PEARS コースは，チームメンバーの立場から，院内または院外を想定した状況で必要となる救命スキルを学んでいただけるように設計されています。PEARS コースでは短時間で多くの教材を学習するため，事前にコースの準備をする必要があります。

（続く）

(続き)

受講前の要件
以下を行ってコースの準備をする必要があります。

1. コース日程を確認し,受講前に知識を補完しておく必要がありそうなコースアクティビティを特定してください。
2. 小児に対する CPR および AED スキルチェックリストおよび乳児に対する CPR スキルチェックリストに合格できるように準備しておいてください。コース中,CPR の実施方法や AED の使用方法に関する指導は行われません。蘇生シナリオでは,ご自身の BLS スキルと知識が最新のものであることが要求されます。すべての 2015 BLS ガイドライン,特に小児患者に関連する箇所をよく読み,理解しておいてください。こうした情報については,『BLS プロバイダーマニュアル』,または『AHA 心肺蘇生と救急心血管治療のためのガイドラインアップデート 2015(*2015 AHA Guidelines Update for Cardiopulmonary Resuscitation and Emergency Cardiovascular Care*)』に基づく,その他の出版物で確認できます(**www.heart.org/cpr** を参照してください)。
3. 『PEARS プロバイダーマニュアル』および受講者用 Web サイトの情報をよく読み,理解しておいてください。小児評価への体系的なアプローチ,「評価-判定-介入」の手順,呼吸器系および循環器系異常の管理については,特に注意が必要です。
4. PEARS のアルゴリズムやフローチャートについては,臨床シナリオに応用できるまでに精通しておいてください。PEARS コースでは,各アルゴリズムの詳細については説明しません。

このコースで説明されない内容
PEARS プロバイダーコースでは,CPR,PEARS 薬理,または各種アルゴリズムについての指導は行いません。*CPR* に精通されていない場合,*PEARS* コースの修了は難しいと思われます。コースでは,心電図の判読方法や解釈方法に関する指導は行われません。また,PEARS 薬理に関する詳細についても指導は行われません。

受講時には,『PEARS プロバイダーマニュアル』の持参が不可欠です。このマニュアルは,コース中の各レッスンで使用します。

また,『ECC(救急心血管治療)ハンドブック 2015(*2015 Handbook of Emergency Cardiovascular Care for Healthcare Providers*)』を参照することもできます。コース内の一部のステーションでは,このマニュアルを持ち込み,参照用にご利用いただけます。

受講時の服装
クラスには,ゆったりとした動きやすい服装でお越しください。スキルの練習時には,手や膝をついたりします。また,コースでは,腰を曲げたり,立ち上がったり,持ち上げたりするなどの作業が必要になります。このような活動に参加できない健康上の問題をお持ちの場合は,インストラクターまでお知らせください。背中,膝,腰に問題をお持ちの場合は,インストラクターが器材を調整いたします。

それでは,(クラスの日時)にお会いできることを楽しみにしております。コースに関する質問は,(名前)までお電話(電話番号)でお問い合わせください。

敬具

(氏名),インストラクター

インストラクターに送付する受講前文書の例

（日付）

PEARS® コースインストラクター各位：

PEARS コースをご指導いただきますこと，誠にありがとうございます。規定の指導日にご出席いただくことが重要です。インストラクターとしてのご担当教室は，次のようにスケジュールされています。

日付：＿＿＿＿＿＿＿＿＿＿＿＿＿＿＿＿＿＿

時間：＿＿＿＿＿＿＿＿＿＿＿＿＿＿＿＿＿＿

場所：＿＿＿＿＿＿＿＿＿＿＿＿＿＿＿＿＿＿

コース指導の準備
十分な準備が不可欠です。コース日程，グループ一覧，番号，および交代の割り当てをよく確認しておいてください。レッスンプランも十分に確認しておく必要があります。すべてのレッスンは，レッスンプランの詳細に従って「正確に」指導される必要があります。『PEARS インストラクターマニュアル』，『PEARS プロバイダーマニュアル』，および PEARS 受講者用 Web サイトをよく確認しておいてください。

教員の割り当て
担当レッスンの指導方法については，各レッスンプランの説明をご参照ください。教員の割り当ては，次のとおりです。

PEARS コースの概要
コースの所要時間概算：7 時間 45 分（休憩時間を除く）
（学習ステーションの受講者とインストラクター比は 6:1）

レッスン	コースイベント	推定所要時間（分）	レッスンプランの行動
	コースの紹介	10	
1	Life Is Why アクティビティ（オプション）	5	
2	コースの概要	5	
3	小児蘇生の科学	10	
4A	学習／テストステーション：小児に対する質の高い BLS の実習	25	
4B	学習／テストステーション：小児に対する質の高い BLS テスト：テストの詳細	15	

（続く）

(続き)

レッスン	コースイベント	推定所要時間（分）	レッスンプランの行動
5A	学習／テストステーション：乳児に対する質の高いBLSの実習	20	
5B	学習／テストステーション：乳児に対する質の高いBLSテスト：テストの詳細	15	
5C	学習ステーション：小児および乳児の窒息（オプション）	20	
6A	体系的なアプローチおよび初期評価の概要	12	
6B	初期評価ビデオケースのディスカッション	8	
7A	一次評価	20	
7B	一次評価ビデオケースのディスカッション	25	
8A	呼吸器系緊急事態の管理	15	
8B	呼吸器系ビデオケースのディスカッションとスキル実習：気道確保	45	
9A	ショックによる緊急事態の管理	15	
9B	ショックビデオケースのディスカッションとスキル実習：ショックの管理	45	
9C	ショックによる緊急事態の管理：心原性（オプション）	10	

（続く）

コースの準備

(続き)

レッスン	コースイベント	推定所要時間(分)	レッスンプランの行動
10	チームダイナミクス	20	
11	総まとめ	80	
12	映像を用いた試験	45	

割り当てに関する質問は,(名前)までお電話(電話番号)でお問い合わせください。
本 PEARS プロバイダーコースへの教員としてのご協力,重ねてお礼申し上げます。

敬具

(氏名),コースディレクター

コースの通知

米国在住で AHA インストラクターネットワークと連携しているインストラクターに対して, AHA では「My Courses」ツールを提供している。インストラクターはこのツールを使用して,一般公開しているクラスの情報を入力・管理することができる。この情報は, AHA の CPR およびファーストエイドの Web サイト(**www.heart.org/cpr**)で教室のスケジュールを検索している受講希望者が閲覧できる。クラスを入力する前に,クラスの入力に関してトレーニングセンターがインストラクターに対して設定している方針について,所属のトレーニングセンターに確認すること。トレーニングセンターが「My Courses」によるクラス一覧に参加していない場合でも,インストラクターは「My Courses」からクラスを追加して閲覧対象にすることは可能である。

米国以外に居住するインストラクターは,一般公開しているクラスについて国際トレーニングセンターに情報を提供すると,クラスに対する問い合わせを送ってもらうことができる。

パート 1

インストラクターネットワーク

AHA は，インストラクター用のリソースとしてインストラクターネットワークを提供している。このネットワークでは，インストラクターは AHA ECC のプログラムと科学に関する最新リソースと参照情報にアクセスすることができる。

AHA インストラクターネットワーク
www.ahainstructornetwork.org

すべての AHA インストラクターは，インストラクターネットワークに登録してトレーニングセンターと提携していることが求められる。トレーニングセンターによって連携が承認されなければ，コンテンツにはアクセスできない。登録時に，ユーザー同意書の承諾が必要となる。

登録および承認後，インストラクター ID 番号が通知される。この番号は，インストラクターカードに記載されており，全種目共通である。この番号は，トレーニングセンターが変わっても，変更されない。担当するクラスのコース修了カードにはすべてこの番号が使用される。

AHA は，インストラクターネットワークにおける提携を削除または拒否する権利を有している。

Full Code Pro アプリ

チーム蘇生活動および臨床診療において有益である可能性があるプログラムが AHA の Full Code Pro アプリである。これは，無料で簡単に使用できるスマートフォン用アプリで，ヘルスケアプロバイダーは心停止蘇生イベント時またはトレーニングセッション時に，リアルタイムで重要な治療介入をすばやく記録することができる。これにより，プロバイダーは適切な記録を犠牲にすることなく，患者に集中できる。

このアプリの情報とリンクは，AHA の CPR およびファーストエイドの Web サイト（**www.heart.org/cpr**）で「Training」，「Healthcare Professional」の順に選択するとアクセスできる。

教材の注文

AHA は，ECC 教材の配布を支援するために，質の高い顧客サービスおよびサポートを提供している米国およびすべての米国領内の会社と提携している。各国の流通業者の最新のリストは，AHA の CPR およびファーストエイドの Web サイト（**www.international.heart.org**）で閲覧できる。

インストラクターは，任意の AHA 代理店に教本や補助教材を直接注文できる。ただし，AHA 正規代理店にコース修了カードを注文できるのは，トレーニングセンターのコーディネーターだけである。トレーニングセンターのコーディネーターと協力して，担当するクラスの受講者に修了カードが発行されることを確認すること。

AHA が作成した教材の著作権

AHA は，AHA が作成した教本およびその他のトレーニング教材の著作権を有している。AHA の書面による事前の同意なしに，これらの教材の全体または一部分を複写することは認められていない。

詳しい情報，および ECC テキストまたはその他の教材の再販，複写，使用の許可については，**copyright.heart.org** を参照すること。

コースの準備

筆記試験のセキュリティー

情報漏洩を防止するため，筆記試験はトレーニングセンターのコーディネーターにのみ配布する。コースで必要な筆記試験については，トレーニングセンターのコーディネーターに問い合わせる必要がある。

筆記試験の機密性は最も重要である。

- すべての試験は安全な場所に保管し，複写や教室外への持ち出しをしない。
- 筆記試験の編集を行うことはできず，AHAが翻訳した試験のみを使用することができる。*
- コースの試験は，いかなる学習管理システム，インターネット，イントラネットのサイトにも掲載してはならない。
- コース修了の可否を判断するために，常に最新の筆記試験を使用する。
- 各試験は，テスト期間終了時に説明され，インストラクターに返却される。
- トレーニングセンターのコーディネーターから電子的に筆記試験を受領する場合，本人のみがアクセスできるEメールアドレスに送付されなければならない。

*試験は複数の言語に翻訳されている。担当しているコースで翻訳版の試験が必要な場合は，トレーニングセンターのコーディネーターからECCカスタマーサポートセンターに対象言語の翻訳版があるかどうかを問い合わせてもらう。

教室の要件

一般的なコースの指導は，例えば12人の受講者および2～3人のインストラクターの場合，1つの大きな教室でも1つまたは2つの小さな教室でも実施できる。大きな教室は，少なくとも20人を無理なく収容できる広さでなければならない。小さな教室は，最大8人の受講者とインストラクター，および必要なマネキンと器材を収容できる必要がある。

詳細については以下の説明を参照。

平均的なPEARSコースは受講者12人で構成され，ケースシミュレーション中は2つの6人グループに分けられる。12人の受講者を収容するには，12人～15人が楽に座れる1つの大教室を確保する必要がある。ケースシナリオは7人で実施されることもあるので，小教室は器材とともに最大8人（受講者7人にインストラクター1人）の収容が可能でなければならない。

大きな教室と小さな教室はいずれも，以下が必要である。

- 音響効果がよい
- 照明が明るく，ビデオ教材用に調整できる
- インストラクターが制御するビデオプレーヤーと，すべてのコース受講者から見える大きさのモニターまたはスクリーンが用意されている。受講者が数人だけの小規模な教室ではTVも使用できるが，複数のマネキンを使用する大規模な教室では大画面TVやコンピューター，およびLCDプロジェクターが必要になる場合がある。
- 受講者1人につき1つの椅子が用意されている
- 試験用の机が配置されている

喫煙について

すべてのAHA ECCトレーニングプログラムにおいて，トレーニングセンターは，教室およびトレーニング施設ともに禁煙となっている。

フロアのレイアウト見本

下図は，ケースシナリオ演習とシミュレーションディスカッションにおける少人数の教室レイアウト見本を示している。

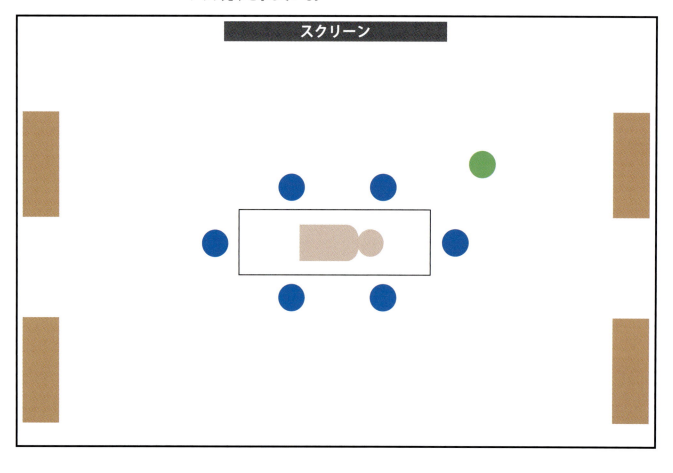

主要なカリキュラム

各AHAコースは，最新版の『PEARSプロバイダーマニュアル』および『PEARSインストラクターマニュアル』に記載されたガイドラインとコアカリキュラムに従わなければならない。AHAコース教材の最新版は，コースの最優先トレーニングリソースとして使用しなければならない。

PEARSインストラクター用教材には，以下のコース補助教材が含まれる。

- インストラクターマニュアル
- 受講者用Webサイト
- インストラクター向けリソース
- コースビデオ
- レッスンプラン
- ケースシナリオ
- チェックリスト
- アルゴリズムおよびフローチャート
- ECCハンドブック
- 器材リスト
- ポケットリファレンスカード

PEARS インストラクターマニュアルおよびリソース

CPRverify.org のインストラクター向けリソースには,ケースシナリオやスキルテストチェックリストなど,『PEARS インストラクターマニュアル』に掲載されている重要な教材の多くのコピーが収録されている。2 種類の形式の教材を使用できるため,インストラクターとコースコーディネーターは柔軟な方法で情報を取得できる。

レッスンプラン

パート 6 に掲載されているレッスンプランは,フルカラーの情報カードである。インストラクターは,このカードを使用して各レッスンを進められるようになっている。コース中は,レッスンプランに従って各レッスンの指導を行う。

ケースシナリオ

ケースシナリオには,インストラクターがケースディスカッションおよびケースシミュレーションを円滑に進めるために必要となる情報が記載されている。各ページの背面は,各シナリオ固有のデブリーフィングツールとなっている。

AHA アルゴリズムを記載している他の AHA 教材をコースの各ステーションで受講者に使用させて,スキルの実習の指導と強化を行う。またこうした教材を職場や部署の共有エリア(給湯室,作業室,休憩室など)に置いて,緊急時の取るべき行動を従業員やスタッフに再認識させる。

ケースシナリオ

- 上気道閉塞(1)
- 下気道閉塞(1)
- 肺組織疾患(1)
- 呼吸調節の障害(1)
- 循環血液量減少性ショック(1)
- 血液分布異常性ショック(2):重度のアレルギー反応,敗血症性ショック
- 心原性ショック(オプション)
- CPR の必要性(2):ショック適応,ショック非適応

アルゴリズムおよびフローチャート

ステーションでは,以下のアルゴリズムおよびフローチャートを使用する。

- 小児における体系的なアプローチアルゴリズム
- 小児に対する体系的なアプローチのまとめ
- 1 人のヘルスケアプロバイダーによる小児心停止例に対する BLS アルゴリズム—2015 年版
- 2 人以上のヘルスケアプロバイダーによる小児心停止例に対する BLS アルゴリズム—2015 年版
- 小児の呼吸器系緊急事態の管理フローチャート
- 小児のショック管理フローチャート

ECC ハンドブック（オプション）

ECC ハンドブックは，AHA の CPR およびファーストエイドの Web サイト（**www.international.heart.org**）で「Training」，「Healthcare Professional」の順に選択して表示されるページから購入できる（任意）。受講者はすべての学習およびスキル実習ステーションで ECC ハンドブックを使用できるが，以下の条件がある。

- 受講者は，ECC ハンドブックでケース管理の詳細を調べるために，長時間を費やしてはならない。

PEARS プロバイダーマニュアル

『PEARS プロバイダーマニュアル』は，独立した出版物としても，PEARS プロバイダーコースを補完する資料としても使用できるようになっている。各コースセッションの前に，インストラクターと受講者の両方が該当する項を確認しておくことを強く推奨する。受講者は，コース活動中は常に各自のマニュアルを保持しておく必要がある。

各クラスセッション中は，頻繁にこのマニュアルを参照する。

PEARS コースビデオ

PEARS コースビデオは，以下のトピックから成る。

- Life Is Why®
- コースの概要
- 小児蘇生の科学
- BLS（一次救命処置）
  - 小児に対する質の高い BLS
  - 乳児に対する質の高い BLS
- 体系的なアプローチ
- 呼吸器系緊急事態の管理
- ショックによる緊急事態の管理
- チームダイナミクス
- ケースディスカッション
  - 初期評価
  - 一次評価
  - 呼吸器系緊急事態の管理
  - ショックによる緊急事態の管理
- 試験のビデオ
- オプションのビデオ
  - ショックの管理：心原性
  - BLS 小児および乳児の窒息

受講者には，PEARS コースビデオを見ながら『PEARS プロバイダーマニュアル』で内容を追うように勧める。

コース修了カードの注文

トレーニングセンターのコーディネーターまたはトレーニングセンターのコーディネーターに任命されたその他の公認のトレーニングセンターの代表者のみが，承認された分野に対するコース修了カードを注文するための機密セキュリティーコードを使用することができる。トレーニングセンターのコーディネーターはこのコードを機密にしておくこと。トレーニングセンターのコーディネーターは，このコードなしにコース修了コードを注文できない。

トレーニングセンターのコーディネーターは、AHA に対してセキュリティーコードに関する最終責任を担う。トレーニングセンターのコーディネーターは、セキュリティーコードが紛失、窃盗、公開、または承認なしで使用された恐れがある場合、AHA アカウントマネージャーまたは ECC トレーニングネットワークのサポートセンターに「直ちに」通知する必要がある。

AHA は、必要であると判断された場合に、コードの機密性を保持するためにコードを変更する場合がある。

機密セキュリティーコードの誤用は、トレーニングセンターの契約の終了につながる場合がある。

コース修了カードの詳細については、インストラクターネットワークの「コースカードリファレンスガイド」を参照のこと。

AHA が作成していない内容

インストラクターとして、特定の受講者のニーズを満たすように適応させることができれば、受講者にとって最も有益である。先に述べたように、AHA のコースには、シナリオ、地域や施設のプロトコールについてのディスカッションを行うための時間の設定、このようなディスカッションの主導に役立つツールといった様々な形で、ある程度の柔軟性が追加されている。現地に固有の情報、器具、または専門分野固有の内容を追加することが受講者にとって有用であると判断し、そのような AHA が作成していない内容をクラスで議論したり資料を配布したりする計画を立てた場合は、以下の規則に従うこと。

- 必須とされている AHA のレッスンまたはコースの内容を省略したり、短縮することはできない。
- コースに対する変更は、インストラクターマニュアルに記載された基本内容に追加する形で行う。
- 内容を追加することで、コースの所要時間は延長される。
- 地域固有のプロトコールまたは手順が AHA のプロセスと一致しない場合（新たな薬物、専門的な技術を代わりに使用するなど）は、受講者に対して「地域固有である」ということを明確に示さなければならない。
- AHA が作成していない内容は、AHA によって承認または検討されていないということを明確に示さなければならず、その情報のソースを受講者に提供しなければならない。
- 使用する補助教材は PEARS インストラクターまたは二次救命処置コースの場合コースディレクター、さらにトレーニングセンターのコーディネーターの承認が必要である。
- 日程の改訂版およびクラスで配布する印刷物の資料のコピーを保存版コースファイルに入れる必要がある。
- AHA が作成していない内容について受講者にテストを行うことはできない。受講者が AHA が規定するコース修了要件を修了した場合、AHA コース修了カードまたは e カードが発行される。

 現地固有の情報または専門分野固有の内容を追加することに関して質問がある場合は、**resuscitationlearning@heart.org** まで問い合わせること。

コースの器材

AHA のすべての ECC コースでは、マネキンおよび器材を使って、コースで指導される主要なスキル（気道確保、正しい手の位置、圧迫の深さ、胸郭の戻りなど）の実演が可能である必要がある。

AHA はマネキンまたはその他の器材の特定のブランドの承認や推奨は行っていない。どのブランドまたはモデルの器材を使用すべきかという決定は、トレーニングセンターの責任で行う。AHA は、精神運動スキルの実施において受講者およびインストラクターの双方にとって役立つ、視聴覚に訴えるフィードバックを提供するマネキンの使用を強く奨励する。

パート 1

器材リスト 　開講される各クラスに必要な器材は下記の表に記載のとおりである。使用するすべての器材は清潔で，適切に作動し，良好な整備状態でなければならない。

以下の表は，このコースを適切に実施する上で必要な器材と用品をまとめたものである。

器材および用品	必要な数量
書類	
受講前文書	受講者ごとに 1 つ
受講者名簿	コースごとに 1 つ
名札	受講者ごとおよびインストラクターごとに 1 つ
コース日程	受講者ごとおよびインストラクターごとに 1 つ
コース修了カード	受講者ごとに 1 つ
『PEARS プロバイダーマニュアル』	受講者ごとおよびインストラクターごとに 1 つ
レッスンプラン付きの『PEARS インストラクターマニュアル』	インストラクターごとに 1 つ
シナリオ	インストラクターごとに 1 つ
チームの役割ラベル	ステーションごとに 1 セット（各受講者のチーム役割の識別用）
BLS スキルテストチェックリスト	受講者ごとに 1 つ
PEARS のアルゴリズム，まとめ，フローチャート	ステーションごとに 1 セット
映像を用いた試験	受講者ごとに 1 つ
試験の解答用紙（未記入）	受講者ごとに 1 つ
映像を用いた試験の解答キー	受講者ごとに 1 つ
視聴覚機器	
DVD プレーヤー付きの TV または DVD ドライブ付きのコンピュータ，プロジェクター，スクリーン	コースごとに 1 つ
コース DVD	コースごとに 1 つ
BLS 器材	
小児 CPR マネキン	受講者 3 名ごとに 1 つ
乳児 CPR マネキン	受講者 3 名ごとに 1 つ
小児気道マネキン	受講者 12 名ごとに 1 つ
ストップウォッチ	インストラクターごとに 1 つ
カウントダウンタイマー	インストラクターごとに 1 つ
成人／小児用 AED トレーニングパッド付きの AED トレーナー	受講者 3 名ごとに 1 つ
CPR のときに乗る台	受講者 3 名ごとに 1 つ
CPR フィードバック装置（利用できる場合）	受講者 3 名ごとに 1 つ

（続く）

コースの準備

(続き)

器材および用品	必要な数量
気道および換気	
小児用ポケットマスクおよび乳児用ポケットマスク	受講者3名ごとに1つまたは受講者ごとに1つ
一方向弁	受講者ごとに1つ
乳児および小児マネキン用バッグマスク, 容器, チューブ	受講者3名ごとに1つ (BLSスキルテスト) ステーションごとに1つ (学習ステーションおよびスキル実習ステーション)
口咽頭エアウェイ*	ステーションごとに1セット
水溶性潤滑剤*	ステーションごとに1つ
リザーバー付き非再呼吸式マスク／簡易酸素マスク*	ステーションごとに1つ
鼻カニューレ*	ステーションごとに1つ
吸引カテーテル (さまざまなサイズ) *	ステーションごとに1つ
噴霧装置*	ステーションごとに1つ
定量噴霧型吸入器 (MDI), スペーサー器具*	ステーションごとに1つ
血管路確保	
点滴用器材 (カテーテル, チューブ, 三方活栓, T型コネクタ, 点滴ポール) *	ステーションごとに1つ
等張晶質液 (生理食塩液または乳酸リンゲル液) *	ステーションごとに1つ
注射器*	ステーションごとに1つ
心電図モニター／電気的治療	
モニター*	ステーションごとに1つ
手動式除細動器†	ステーションごとに1つ
電極リード, 電極パッド (小児用および成人用) *	ステーションごとに1つ
予備のバッテリーまたは電源コード*	ステーションごとに1つ
研修モジュール付き AED	ステーションごとに1つ
推奨される薬物または薬物パッケージ	
サルブタモール - イプラトロピウム混合液, 噴霧器*	ステーションごとに1つ
アドレナリン：1：1000, 噴霧器* アドレナリン自己注射器*	ステーションごとに1つ
安全性	
とがったものを入れる容器 (実際の針を使用する場合) *	コースごとに1つ
その他	
身長別蘇生テープ	ステーションごとに1つ
タオル	ステーションごとに1つ
血圧計カフ	ステーションごとに1つ

(続く)

パート 1

（続き）

器材および用品	必要な数量
聴診器	ステーションごとに1つ
受講者の各実習およびコース終了後に使用する清掃用品	
マネキン清掃用品	状況に応じて異なる

*気道およびショックのスキル実習用器材
†トレーニングセンターで PEARS プロバイダーによる使用を必要とする場合に限る

器材とマネキンの消毒

感染対策

安全で衛生的な環境が教室内で保たれていることを確認するのは，インストラクターの責任である。トレーニングセッションではマネキンとの密接な身体的接触が起こるということと，他の受講者のそばに寄ることを，事前に受講者に伝えなければならない。

コース教材と一緒に送付されるコース案内で，感染症にかかっている，気分が悪い，または手，口，口のまわりに開いた傷口または切り傷がある場合には，授業に参加してはならないことが通知されている必要がある。

また，一緒に指導を行うその他のインストラクターにも，病気にかかっている場合は授業に参加しないことを求める必要がある。

器材とマネキンの消毒

病気の感染のリスクを低減させるために，すべてのマネキンおよびトレーニング器材は，講習終了ごとに十分に消毒する必要がある。CPR の実習およびテストに使用するマネキンは，受講者が使用するごとに，特別な措置を講じる必要がある。AHA は，マネキンの使用およびメンテナンスについては，製造業者の推奨に従うことを強く推奨する。製造業者の推奨がない場合には，コース中およびコース終了後に以下のガイドラインに従うことができる。

講習時

- 受講者およびインストラクターは，適切な手洗い法で衛生状態を良好にしなければならない。
- 個人用の防護用フェイスシールドを使用する場合でも，コース中およびコース後のマネキン清掃に関する汚染除去の推奨事項はすべて従う。また，各ユーザーが汚染に曝露するリスクを低減するために，すべての受講者はフェイスシールド使用時に，常にフェイスシールドの同じ側をマネキンにあてるようにする。
- コースの進行時にフェイスシールドを使用しない場合，受講者がマネキンを使用するたびに，70％エチルアルコールの消毒剤を染み込ませた専用のワイプでマネキンを消毒しなければならない。
  - 箱を開け，マネキン清掃用シートを取り出して広げる。
  - マネキンの口と鼻をしっかり拭く。
  - 口と鼻をぴったりとシートで被う。
  - 約30秒間シートをそのままにする。
  - 清潔なペーパータオルなどでマネキンの顔の水分を拭き取り，乾燥させる。
  - 人工呼吸の練習を続ける。

講習終了後

- 製造業者の指示に従ってマネキンを分解する。マネキンの分解および汚染除去を行う人は，保護手袋を着用し，終了後は手を洗う。
- トレーニング時に感染性である可能性がある体液に接触したマネキンの部品は，講習終了ごとに，汚染物質がマネキンの表面で乾燥するのを防ぐために，できるだけ速やかに消毒する。
- マネキンを消毒せずに24時間以上保管してあった場合，以下の手順に従う：
  - すべての表面，再利用する保護用フェイスシールド，およびポケットマスクは，温かい石鹸水とブラシで十分に洗浄する。
  - 表面全体を，少なくとも500 ppmの遊離塩素を含む次亜塩素酸ナトリウム溶液（水道水約4 Lあたり家庭用漂白液50 mL）に10分間浸す。この溶液は講習ごとに新たに調製し，使用後は毎回廃棄する。50 mLより高い濃度にしても効果が高まることは証明されておらず，マネキンが変色するおそれがある。
  - 表面全体をきれいな水で洗い流し，自然乾燥してから保管する。
  - 製造業者がマネキンのパーツを食洗機で洗浄することを推奨している場合もある。これが該当するかどうかは，使用するマネキンの製造業者に確認すること。マネキンの素材によっては食洗機で損傷するおそれがある。
- 使い捨ての気道確保器具は，各講習終了後に交換しなければならない。
- マネキンの衣服およびマネキンの持ち運び用ケースは定期的に，あるいは汚れた時に清掃する。
- 講習で使用するその他の器材は，病院の方針に従ってメンテナンスする必要がある。受講者が触れる表面は，消毒液で拭き取る。

感染暴露

参加者およびインストラクターは，感染症の活動期であることがわかっている場合，感染症にさらされているという合理的な理由がある場合，または手，口，口のまわりに開いた傷口または切り傷が見られる場合，CPRトレーニングを延期しなければならない。

パート 1

パート 2

コースの指導

受講者との対話

受講者への挨拶　各受講者が到着したら挨拶を行って歓迎の意思を示し，インストラクターとして気持ちよく受け入れてもらえるようにすること。

- 受講者に，以下の情報を含めた自己紹介をするよう促す。
  - 名前
  - 職業
  - 専門分野
  - 勤務地
- 受講者の自己紹介を聞きながら，各自の職業や専門分野を記録する。これはインストラクターにとって今後のケースシナリオやレッスンを調整する際に役立つ情報となる。

コースの進行時　コース全体を通して各受講者について把握するように努め，各個人の長所と短所を観察する。また，各個人に対応しながら学習効果が表れていることを確認する。コースが進行したら，各受講者の情報を他のインストラクターと共有し，各受講者がすべてのインストラクターから指導，フィードバック，および激励を受ける機会を得られるようにする。

質の高いCPRの重要性　胸骨圧迫と人工呼吸で構成される質の高いCPRは，心停止の傷病者に対する救命蘇生の基礎である。胸骨圧迫と効果的な人工呼吸がなければ，蘇生における高度な処置（薬物投与など）も効果を発揮しない。これは，薬物を主要臓器や組織に送り込むには胸骨圧迫が必要なためである。

院外および院内の心停止では，CPRが実施されていない，あるいは実施されても中断が多すぎる事例が数多くみられる。CPRスキルの定着に関する研究では，CPRトレーニングの受講後は，数日，数週間，数カ月単位でCPRスキルが著しく後退するパターンが示されている。

すべてのPEARS受講者は質の高いCPRを学習して練習する機会が与えられるため，コース評価において救命スキルを実践することができる。

パート 2

心停止の乳児または幼児に対する質の高い CPR の要素には以下が含まれる。

- 青少年では 5 cm 以上，小児では胸の前後径の 3 分の 1 以上（約 5 cm），乳児では胸の前後径の 3 分の 1 以上（約 4 cm）の強い圧迫。フィードバック装置が利用可能な場合は，過剰な胸骨圧迫の深さは CPR 中に損傷を生じるおそれがあるため，成人で最大深さ 6 cm に調整する。
- 速く圧迫する。1 分間に 100 ～ 120 回のテンポで押す。
- 胸骨圧迫の中断は最小限（10 秒以内）に留める。
- 圧迫のたびに胸郭が完全に元に戻るまで待つ（次の圧迫までの間は胸部によりかからない）。
- 過剰な換気を避ける。1 回の人工呼吸に少なくとも 1 秒かけると胸の上がりを目で確認できる。
- 約 2 分ごとに，または圧迫担当者に疲労が認められたらそれよりも早く，圧迫担当を交代する。

高度なチームワーク

蘇生チームでは，質の高い CPR を行うには優れたチームワークが必須要素である。蘇生スキルの習熟度は個人単位で検証されることがほとんどだが，実際の心停止患者の良好な転帰はチーム次第である。

PEARS コースでは，受講者は優れたチームワークについて学習し，練習する。

チームの機能は施設によって異なり，院外環境では毎回異なる。担当するクラスの受講者の方針と手順，および地域プロトコールを知ることが，インストラクターの準備では欠かせない。

スキル実習

はじめに

学習ステーションおよびスキル実習ステーションでは，受講者とともに具体的なスキルとケースシナリオを確認する。各スキル実習ステーションには，複数のケースシナリオが用意されている。付録 A には，院外と院内の両方のシナリオが掲載されている

受講者に割り当てられる役割は，ステーションの受講者数によって変化する。追加の受講者には，追加の記録者の役割，または気道を管理する 2 人目の人員の役割を与えることができる。インストラクターは，特定の順序でケースを示す必要はないが，割り当てられた受講者の役割を変更してはならない。後続のステーションのケースでは受講者の順序を変更し，特定の受講者がステーションで常に最初にならないようにする。

PEARS コースにおいて受講者は，以下のステーションで 1 人目のプロバイダーの役割を務める必要がある。

- 上気道閉塞
- 下気道閉塞
- 肺組織疾患
- 呼吸調節の障害
- 循環血液量減少性ショック
- 血液分布異常性ショック
- 心原性ショック（オプション）
- CPR の必要性

スキル実習の準備

以下のスキル実習ステーションを指導する。

- 気道確保
- ショックの管理
- シミュレーションを用いたケースシナリオ演習

提示された日程例は，トレーニングセンターのニーズを基に変更することができる。最初の3レッスンは順序通りに実施し，BLSテストはPEARSコースの基礎となるため日程の前半で実施する必要がある。

スキル実習ステーションを準備するには，各ステーションのすべての教材をこのマニュアルのレッスンプラン（パート6）および『PEARSプロバイダーマニュアル』で慎重に確認する。準備にはステーションの練習要素が含まれる。最初の数回は，インストラクター同士でリハーサルを行うとよい。練習セッションによって教材に精通することができ，内容の特定の項を指導するにはどのインストラクターが最適かを知ることができる。

その他の準備作業として，以下が挙げられる。

- スキル実習ステーションを準備する。必要な器材と用品がすべて揃っていることと，すべて正しく動作することを確認する。
- 十分な物品が用意されていることを確認する。
- バッテリーが満充電されていることと，予備が用意されていることを確認する。
- シミュレータおよびマネキンを正しく操作できることを確認する。
- レッスンプランを確認する。
- ECCハンドブック（オプション）と『AHA心肺蘇生と救急心血管治療のためのガイドラインアップデート2015（2015 AHA Guidelines Update for CPR and ECC）』を確認する。

スキル実習ステーションでは，ケースシナリオの3つのカテゴリが示される。受講者は各ケースに対し，「小児における体系的なアプローチアルゴリズム」で概説されている体系的なアプローチを使用する。このアプローチには，「**評価－判定－介入**」の手順が含まれる。

> ケースのディスカッションおよびケースシナリオシミュレーションを効果的に進行させるために，「小児における体系的なアプローチアルゴリズム」を十分理解しておく必要がある。この中心概念の詳細については，『PEARSプロバイダーマニュアル』の「パート3：重症の疾患や外傷のある小児に対する体系的なアプローチの概要」を参照のこと。

各ケースディスカッションでは，最初に，重症の疾患や外傷のある乳児または小児の短いビデオクリップを流す。受講者は，この小児の外見，呼吸仕事量，循環（皮膚色）を評価して，小児の状態に対する初期評価をかたち作る。これに基づき，以降の手順を進める。ビデオの後半部分では，受講者が小児の状態を評価しやすくするための情報が提供される。評価には一次評価が含まれる。受講者はこの情報に基づき，小児の臨床状態の種類（呼吸器系，循環器系，またはその両方）と重症度の，より具体的な判定を開始できる。**ケースディスカッション中は，治療について議論してはならない。**

ケースシナリオシミュレーションでは，受講者はマネキンに対し，重要な介入を実施する。インストラクターはケースシナリオを使用してシミュレーションを進行させ，シミュレートされた患者を受講者が実際に処置しやすいようにするために，現実に近い状況を作りあげる。チームが患者の処置を行っている間は，各受講者を観察し，それぞれの行動をメモして，シミュレーションシナリオのデブリーフィングセクションに備える。ケースシミュレーションを5～7分で終えるように注意し，すぐにデブリーフィングに移ること。デブリーフィングはケースシミュレーションの重要な要素なので，3～5分間続ける必要がある（ストップウォッチなどの時間を測る装置を使用）。ケースシナリオに記載されたデブリーフィングツール両面を使用して，詳細なデブリーフィングを行う。否定的な表現ではなく，肯定的で建設的な表現によるフィードバックを与えること。また，チームリーダーやメンバーの行動を批判することは避ける。ステーションの目的は，受講者がケースシミュレーションから学習できるように支援することである。したがってインストラクターは，これらが受講者にとって前向きな体験となるよう努力する必要がある。試験を受けているような体験としてはならない。

各ステーションの進め方についての詳細は，レッスンプランを参照のこと。

スキル実習ステーションおよび学習ステーションを準備するには，『PEARS プロバイダーマニュアル』，本マニュアル，レッスンプラン，およびケースシナリオで，各ステーション用の教材を確認しておく。

- 各受講者は，疾患のある小児に最初に遭遇するプロバイダーとなるシミュレーションを体験しなければならない。受講者は最初のプロバイダーとして応援を呼び，その応援が到着したら，他のチームメンバーとコミュニケーションを取って役割を割り当てる。
- ケースシミュレーションステーションでは，チームの役割ラベルを使用して，各受講者のチーム内での役割を特定する。
- ストップウォッチ（腕時計は不可）を使用して，シミュレーションセクション（5～7分）とデブリーフィングセクション（3～5分）の時間をそれぞれ計測する。
- ステーションにケースシナリオが含まれる場合は，ケースシナリオの導入部分を読み上げる。ケースディスカッションとケースシミュレーションでは，ケースの展開に従って重要な情報を提供できるように準備しておく。ケースに対するケースシナリオに記載された患者情報を使用すること。提供される情報から逸脱してはならない。
- ケースシナリオシミュレーション中は，チームメンバーがマネキンに対し，評価に関する適切な行動を実行した後に限り，ケース情報の要求に応えること。例えば，子供の血圧について質問された場合，血圧計カフが取り付けられ，チームメンバーが血圧測定をシミュレートしてから，要求された情報を提供するようにする。
- グループが学習の目的から逸脱した場合は，チームメンバーを激励して，目的に沿った内容に戻るように誘導する。インストラクターがヒントや助言を与えることはできるが，各受講者に「評価－判定－介入」手順に沿って作業を遂行させること。
- チームとして連携して作業することを各受講者に奨励する。チームスキルと適切な行動を積極的に強化する。
- ケースシミュレーション全体を実習に費やすのではなく，各ケースの最後には，必ずデブリーフィングにおける議論のための適切な時間を確保すること。臨床シナリオを完了することも重要だが，デブリーフィングと議論のために十分な時間を割くことも同じように重要であることを念頭に置く。
- デブリーフィングではまず，インストラクターはチームメンバーに対してケースの流れを尋ねる（レッスンプラン参照）。

前向きに励ます姿勢を持つこと。不適切または不正確な行動を目にした場合は，適切な介入を行うためのより良い方法を提案する。チームメンバーを否定的に批判してはならない。代わりに，修正または変更する必要のある特定の行動を，肯定的な表現で指摘すること。

スキル実習のケースシナリオ

ケースシナリオは受講者に合わせてカスタマイズ可能である。それぞれのケースに合わせてさまざまなケースシナリオが制作されているため,受講者の臨床範囲や経験レベルに関連付けて課題を出すことができる。PEARS コースで受講者に積極的に学習してもらうため,ケースシナリオには呼吸障害,ショック,心臓系に関するトピックが含まれている。

ケースシナリオには,インストラクターがケースディスカッションおよびケースシミュレーションを円滑に進めるために必要となる情報が記載されている。各ページの背面は,各シナリオ固有のデブリーフィングツールとなっている。各受講者に対して,付録 A のいずれかのケースシナリオを選択する。

呼吸障害:

- 上気道閉塞
- 下気道閉塞
- 肺組織疾患
- 呼吸調節の障害

ショック:

- 循環血液量減少性ショック
- 血液分布異常性ショック
- 心原性ショック(オプション)

心臓系:

- CPR の必要性

テクノロジーと器材の確認

スキル実習ステーションを実施する前に,各受講者がすべての器材に精通していることと,モニターや除細動器など,必要なすべての器材を操作できることを確認する。

- 使用できる蘇生用器材を確認する
- ペーシングおよびカルジオバージョンなど,ステーションでのモニター/除細動器の使用方法を確認する
- 各受講者が除細動器のボタンを押す機会を設け,躊躇なく使用できるように慣れてもらう
- 安全の重要性を強調する
- 受講者に,ペーシングとカルジオバージョンに慣れてもらう

各受講者が AED を正しく使えるようになってから,手動式除細動器の使用に移行すること。以下を強調する。

- パッドコネクターの形状が異なる場合の対策(できるだけ迅速にアダプターまたはスイッチパッドを使用する)
- 中断のない連続した胸骨圧迫の重要性(手動式除細動器の充電時間が 10 秒を超える場合は,その充電中も圧迫を継続する)

スキル実習／ケースシナリオの実施

スキル実習ステーションを実施する場合は，受講者が入室したら，必要に応じて自己紹介をする。また，ステーションの目的について説明する。スキル実習ステーションでは，受講者が実際に操作を行う実習が非常に重要であることに留意する。

インストラクターの役割は受講者を指導することであり，特定のスキルについて講義を行うことではない。

ステーションではスキル実習をスムーズに進行させ，ステーションのレッスンプランで示されている場合のみデモを行う。

ステーションでの学習内容に，ケースに基づいたシナリオが含まれている場合は，ケースに関する情報をチームメンバーに伝える（ケースシナリオ実践時に推奨されるチームリーダーと各チームメンバーの配置については，以下の図を参照のこと）。

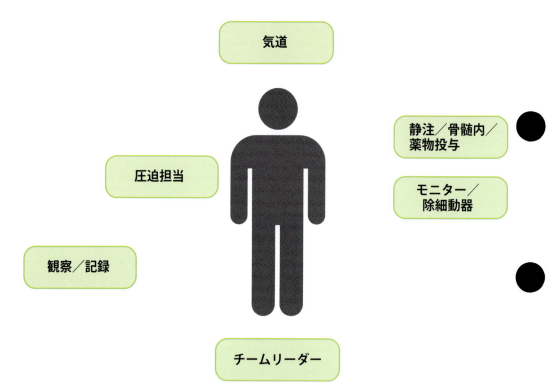

ケースシミュレーションの実践時に推奨されるチームリーダーとチームメンバーの配置

ケースの展開に従って重要な情報を提供できるように，準備しておく。グループがスキル実習の目的から逸脱した場合は，目的に沿って実習を進行できるようにガイドする。インストラクターはヒントやアドバイスを与えることはできるが，受講者がチームリーダーであるインストラクターの指揮下でアルゴリズムやサーベイに取り組めるようにすること。

新人のインストラクターや，指導を行うのが初めてのインストラクターは，1人で指導する前に，経験を積んだPEARSインストラクターが実施するスキル実習ステーションを見学したり，一緒に作業をしたりすることも有益である。ケースの実習にすべての時間を費やしてはならない。各ケースの実施後に，デブリーフィングを行うための適度な時間を設けること。ケース実習時は，各ケースを臨床的に解決する必要はない。それよりも，時宜を得た方法でケースを終了させ，十分に話し合いが持てる時間を提供する。

スキル実習でのシミュレーション実施時は，実際の緊急時に使用する場合と同様に，手袋を着用することができる。このような場合も，手袋を着用するために，胸骨圧迫の開始が遅れることがあってはならない。

コースの指導

評価と管理における体系的なアプローチ

経験豊富なプロバイダーであれば，重症の疾患や外傷のある小児の評価と管理において，体系的なアプローチを利用する。このコースでは受講者に対し，以下の重要なスキルを学習および実習するための機会を提供する。

- **評価：** 小児評価のための体系的なアプローチを使用して，患児を評価する
- **判定：** 臨床状態の種類と重症度を判断し，適切な処置に対する医学的判断を行う
- **介入：** 治療と介入を行う

危篤状態の小児を評価および管理するための体系的なアプローチに習熟できるよう，すべての受講者に対し十分な機会を提供すること。

パフォーマンスの高いチームワークと地域のプロトコール

蘇生の成功には，専門の医療知識があり，蘇生スキルに精通しているかどうかだけではなく，効果的なコミュニケーションおよびチームワークも要因となる。このコースでは受講者に対し，効果的なチーム行動について指導する他，受講者がシミュレーションケースによって学習した内容を実際に適用する機会を与える。

インストラクターは各学習シナリオ（シミュレーション）のデブリーフィングの一環として，チームダイナミクスについて話し合い，患者の良好な転帰に影響を与える効果的なチームダイナミクスの重要性について強調する必要がある。詳細については，パート6の「レッスン10：チームダイナミクス」に記載されたチームダイナミクスの役割と責任の図を参照のこと。

教育モデルと原則

ケースシナリオシミュレーションは「モックコード」とも呼ばれ，10年にわたりPEARSの基本的な教育モデルとされている。技術はより高度化され，シミュレーション教育学は拡張を続けているが，その基本は変わらない。シミュレーションは受講者に対し，実際の患者に適用する前に，認知スキルおよび精神運動スキルを学習および実習する機会を与えるものである。参加者の知識，スキル，チーム行動，リーダーシップ，コミュニケーションを向上させる手法として，このようなシミュレーションに基づく教育の効率性を支持する実例は，多くの訓練において枚挙にいとまがない。したがって，PEARSコースの設計には今後もこのモデルが組み込まれることになる。

シミュレーションベースの教育手法の他，PEARSコースの構成には，いくつかの成人向け学習原則が採用されている。

- **原則：** 成人の学習効果を最大とするのは，学習プロセスへの積極的な参加である。このコースで最優先されるものは，受講者の積極的かつ一貫した関与である。
- **原則：** インストラクターの効果が最も高くなるのは，講師としてではなく，ファシリテーター（進行役）として行動する場合である。コースの大部分は，ケースに対するディスカッションとシミュレーション，およびデブリーフィングから成る。インストラクターの役割は，受講者間のディスカッションを進行させ，適切な管理活動を実行できるように受講者を指導することである。
- **原則：** 成人の学習効果が最大となるのは，恐怖心や羞恥心が取り除かれ，安心感が得られる場合である。インストラクターはすべてのPEARS受講者に対し，安全で害のない学習環境を提供するよう，最善を尽くさなければならない。

すべてのPEARSインストラクターは，受講者が特定機器（三方活栓など）を使用したスキルの学習中であっても，特定の状況における医療に関する評価や意思決定の学習中であっても，上記原則に従うように努力する必要がある。

PEARSインストラクターの役割は，緊急事態を可能な限り現実的にシミュレートした環境を学習者に提供すること。また，学習者の行動を観察して，学習者の行動および思考過程の検証を促し，建設的なフィードバックを与えることである。現実に似せた環境を用意することは，技術の高度化によって可能になるとしても，学習プロセスは恐らく，その後のディスカッションをいかに円滑に進めるかというスキルに大きく依存すると思われる。この進行プロセスを，「デブリーフィング」と呼ぶ。

インストラクター用教材

アイコンについて

レッスンプラン, 本マニュアル, コースビデオで使用されているアイコンは, コースの特定の時点でどの行動を取るかを受講者に思い出させるためのものである。コースを通じて使用されるアイコンは, 以下の通りである。

アイコン	行動
📖	マニュアルのページ
▶	ビデオの再生
👤	受講者によるビデオを見ながらの実習
💬	ディスカッション
👤	受講者の実習
✓	筆記試験またはスキルテスト
🔥	Life Is Why®

レッスンプランについて

AHA ECC のすべてのインストラクターマニュアルにはレッスンプランが含まれている。レッスンプランには以下の目的がある。

- インストラクターのコースの進行を補佐する
- コース間での一貫性を確保する
- インストラクターが各レッスンの主要な目的に集中できるようにする
- コースにおけるインストラクターの責任を説明する

レッスンプランはインストラクターのみが使用することを前提としている。これは, インストクターの指導ツールであるため, インストラクター自身がメモをとり, 自分のツールとして使用する。

コースの指導

以下の図は，レッスンプランのサンプルである。

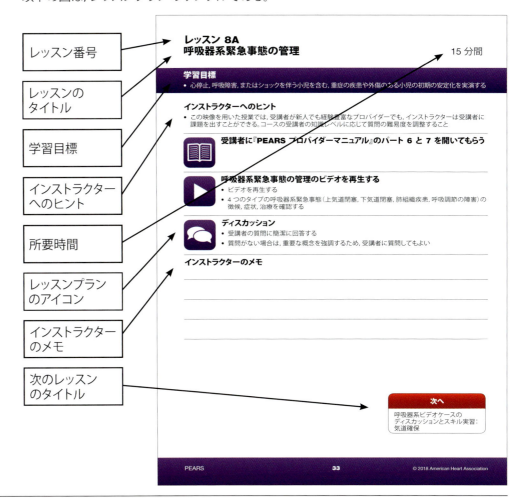

レッスンプランの使用

レッスンプランは，コース開始前とコース中，さらにスキル実習とテストセッション中に使用するよう作成されている。

タイミング	利用方法
コースの前	レッスンプランを確認し，理解する • 各レッスンの目標 • 各レッスンでの役割 • 各レッスンに必要な資器材 覚えておきたい，または追加したいことをメモする。
コースの進行時	• コースを進めるときには各レッスンプランに従う。 • 各ビデオセグメントの内容を受講者に思い出させる • 各レッスン用のすべてのリソース，器材，用品が整っていることを確認する。 • 各レッスンで指定されている目標を受講者が達成できるように支援する。
スキルテスト前の実習中	テスト対象のスキルの特定の部分について，受講者が質問してくることがある。レッスンプランは，そうした質問に答える際のインストラクターの資料となる。

パート 2

コースビデオ

PEARSコースはインストラクターが指導する形式のコースであるが，複数のビデオが取り入れられている。ビデオでは，情報，ケースの説明，デモンストレーションが提供される。これらを使用することで，コースの内容と情報を一貫した方法で伝えられるようになる。

スキル実習について

スキル実習ステーションの目的は，バッグマスク換気などの特定の蘇生スキルを身に付け，その習熟度を証明する機会を受講者に与えることである。PEARSコースには，以下のスキル実習ステーションがある。

- 気道確保
- ショックの管理

各スキル実習ステーションの進め方についての詳細は，レッスンプランを参照のこと。

ケースシナリオについて

PEARSコースのケースシナリオは，小児蘇生の専門家によりきめ細かく設計されている。特定の対象者のニーズを満たすため，ある特定のグループによる特定のセッションでは，ある特定の状況に合うようにシナリオ変更が必要な場合もある。シナリオの導入部分を変更することは容易であるが，インストラクターはシナリオの詳細を変更する場合，十分に注意する必要がある。

1組のシナリオカードが用意されている。

- 上気道閉塞
- 下気道閉塞
- 肺組織疾患
- 呼吸調節の障害
- 循環血液量減少性ショック
- 血液分布異常性ショック
- 心原性ショック（オプション）
- CPRの必要性

ケースシナリオのレイアウト

- 1ページ目には，各シナリオの導入部分とバイタルサインが記載されている。
- 表紙にはシナリオ概要とシナリオ固有の目標が記載されている。
- 受講者は，緊急対応の「評価－判定－介入」の手順の各段階に沿ってシミュレーションを実施する。
- 各シナリオの背面は，デブリーフィングツールとなっている。
- デブリーフィングツールの上部には，一般的な要件および各シナリオ固有の要件が記載されている。
- 一般的なデブリーフィング原則も記載されている。
- デブリーフィングツールの下部は，議論の内容の「収集，分析，要約」を指導するための資料である。

ケースシナリオの例

PEARS ケースシナリオ 9
CPR の必要性
（小児, ショック適応リズム, 心停止）

シナリオの導入
（現場に最初に到着する人に指名した受講者を「入り口」に立たせ, 初期評価をさせてからベッドサイドの一次評価を行わせる）
病院搬送前: パートナーが器具を集めている間に, 学校へ 1 人で入った。11 歳の男児が突然倒れ, 体育館の床に横たわっている。教師が CPR を開始し, 電話で救急隊を要請した。
保健室: 活発に遊んでいる間に目が回ると言った後に突然倒れた 11 歳の男児を評価するため, 体育館に呼び出された。現在 CPR が実施されている。
診療所: ぐったりして皮膚が灰白色になった 11 歳の男児を父親が診療所に連れてきた。父親は校庭で倒れた息子を養護教諭のところへ迎えに行ったばかりであった。
一般病棟: 突然ぐったりして皮膚が灰白色になった 11 歳男児の母親に病室へと呼ばれた。この男児は校庭で失神した後に観察入院していた。

バイタルサイン	
心拍数	CPR の実施中
血圧	CPR の実施中
呼吸数	CPR の実施中
SpO₂	CPR の実施中
体温	CPR の実施中
体重	32 kg
年齢	11 歳

シナリオの概要と要件

シナリオの概要
このシナリオの重点は, 心停止とショック適応リズムのある小児の判定と管理にある。質の高い CPR の即時実施と, 胸骨圧迫の中断を最小限にしながらショックの実施を組み込むことを重視する。1 回のショックを実施した後, CPR を実施する。次に (2 分後), 心停止が持続し心リズムがまだショック適応と判定される場合は, 2 回目のショックを実施する。高度医療従事者が引き継ぐまで, あるいは小児が動き始める (小児が呼吸, 身動き, その他の反応をする) まで, 質の高い CPR を継続する。

シナリオ固有の要件
- 心停止を判定し, 質の高い CPR を 10 秒以内に開始する
- AED を正しく使用する。これには, AED パッドを貼り, リズム解析とショック実施のため患者から離れ, 胸骨圧迫の中断は最小限にすることが含まれる
- ショックの実施直後から適切な再評価のうえで質の高い CPR を再開し, 高度医療従事者が引き継ぐか小児が動き始めるまで継続する

評価―初期評価 (第一印象) (小児評価のトライアングル) → 判定 → 介入

外見
- 四肢の脱力が見られる, 音や光に対する目に見える反応なし

呼吸
- 自発呼吸なし

循環
- 四肢と口唇はチアノーゼで蒼白, 全身が灰白色

判定
- 即時介入が必要

介入
- 救急対応システムに通報する。
- 反応の有無を確認し, 呼吸 (なし) と頸動脈／上腕動脈の脈拍 (なし) を同時に確認する。
- 質の高い CPR を即時実施する。
- AED が届いたらすぐにパッドを貼る。

評価―一次評価 延期 → 判定 → 介入

- 心停止により一次評価は延期
- AED が「ショック適応リズム」と判断し, ショックの実施を示す
- 体重 32 kg

インストラクターへの注意事項: シナリオは, 時間に応じて 1 回目または 2 回目のショックの後に終了してよい。2 回目の心リズムのチェックでは「ショック不要」の指示が出ることもあるため, 受講者は CPR の再開, 高度医療従事者の到着, 治療の引き継ぎの準備をする。

判定
- 心肺停止
- ショック適応のリズム

介入
- CPR の実施を指示する CPR フィードバック装置を使用する (利用できる場合)。
- AED が到着したら, 電源を入れてパッドを貼る。
- ショック適応のリズムか判定する。
- 可能な限り速やかにショックを実施する, ショック施行後ただちに質の高い CPR を再開する。
- 高度医療従事者が引き継ぐか, 患者が動き始めるなどの反応を示すまで, 質の高い CPR を継続し, 2 分ごとに心リズムをチェックする (適応の場合はショックを実施)。

各介入の後に再評価―判定―介入を行う。

© 2018 American Heart Association

パート 2

プロバイダーマニュアルの使用

各受講者はコースの受講前,受講中,受講後に最新版の『PEARS プロバイダーマニュアルの使用』を手元に置いてすぐに使用できるようにしておく必要がある。

受講者はプロバイダーマニュアルを用いて以下のことを行う必要がある。

- クラスに参加する前に読む
- クラスに持参し,試験時の資料として使用する
- コース終了後,知識の維持のために参照する

レッスンプランには,受講者にプロバイダーマニュアルの特定のセクションを参照させるタイミングが示されている。

プロバイダーマニュアルは,個人が使用するために設計されており,受講者の教育の不可欠な要素である。受講者は改訂や更新時は,新しい科学的ガイドラインが発表されるまで,各自のマニュアルを再利用してもよい。

シミュレーションの効果的な使用

シミュレーションベースの学習に対する受講者の準備

シミュレーションベースの学習が未経験である受講者もいることを想定して,インストラクターはシミュレートされたシナリオを開始する前に,シミュレーションベースの学習手法について簡単に説明する必要がある。説明には以下を含む。

- シミュレーションベースの学習についての説明:シミュレーションベースの学習方法では,受講者は患者に実際に危害を加える心配なく,現実的な環境で学習および実習を行えることを強調する。失敗も,学習機会として活用される。
- シミュレーション中に期待される行動:受講者に対し,「懐疑的な態度は差し控えること」,事象が現実のものとして振る舞うこと,シミュレーション中の役割になりきることを奨励する。そうすることで学習体験が強化されることを教える。
- シミュレーション環境の紹介:シミュレーションを開始する前に,シミュレータマネキン(忠実度の高低を問わない)またはタスクトレーナーの物理的な特性について,簡単に説明する。これにより受講者は,実行可能な手順や,マネキンから得られる手がかりについて理解できる。
- デブリーフィングの説明:各シミュレーションの実施後には,インストラクターが進行役を務めるデブリーフィングセッションが設けられることを受講者に説明する。デブリーフィングセッションの目的は,シミュレーションにおける各自の行動を他の受講者とともに検証し,今後の治療を向上させるための方法を特定することである。

忠実度が高いシミュレーションと低いシミュレーション

BLS の指導には,数十年間シミュレータが使用されてきた。シミュレータを使用することで,実際の患者に蘇生を実施する際に必要な臨床スキルを練習して向上させる機会が受講者に与えられる。

技術の進歩に伴い,医療従事者はさまざまなモニターディスプレイや治療手段,リモートコントロールを使用できるようになり,病態生理学に関する徴候の観察を円滑に実施できるようになっている。また,シミュレータの種類も大幅に増加している。中にはオレンジを使った筋肉注射の練習のような単純で時代遅れのものもある。その一方でコンピュータに支援された機械装置を取り入れた非常に高度なものもあり,特定の手順の外観と操作感が非常に現実に近いものになっている。プラスチックの品質改善により,タスクトレーナー(気道確保用の練習モデルなど)の用途が広がり,よりリアルなものになっている。また,多くのマネキンが「忠実度が高い」ものになっており,実物そっくりの特徴や機能強化が施されている。

「忠実度が高い」という用語は「ハイテクノロジー」の同義語として使われてきたが,実際に「忠実度」が指すものは現実にどれだけ近づいているかということであり,具体的な学習目標に関連する。そのため,「忠実度が高い」という言葉には非常に現実に近いシミュレーションであるという意味が含まれている。その一方で,「忠実度が低い」と言った場合は,現実とのギャップを埋める想像力が受講者に要求されることを意味する。この定義は,装置自体ではなく,受講者の経験に基づくものである。

ハイテクを駆使した患者シミュレータには現実に近い多数の機能（呼吸，まばたき，発話，心音，救急部を再現するために配置された生理学的モニターなど）が取り入れられており，気胸の診断と治療の決定を行う上で忠実度が高いシミュレーションを実現するために使用することができる。ただし，穿刺による脱気の学習と練習が目的である場合は，そのマネキンを使用しても，穿刺による脱気に必要な具体的なスキルを学ぶ上では忠実度が低いということになる。実際には，そのような特定の学習体験を目的とした場合は，実物に近い胸部を備えた単純なタスクトレーナーのほうが忠実度が高いメカニズムを持つということになる。

高度なテクノロジーと忠実度が高いシミュレーションは人の目を引き付けるものであり，学習者の満足度が高い場合もあるが，基本的なシミュレータと比較して学習効果が必ずしも高まるわけではない割にはコストが大幅に上昇する場合がある。実際，市場にあるどのような製品でも，忠実度の点で実際の人間にかなうものは存在しない。

忠実度が高いマネキンを使用することで，チームワークとスキルの連携に役立つ場合もあるが，現実に近いからといって，具体的にシナリオのどの側面が改善されるのかは明確ではない。学習プロセスを臨床の練習に反映させるには，忠実度が高いマネキンを使用することよりも，特定の受講者にとってより適切なケースと設定を与えることや，その受講者の目的と使用器材を一致させることのほうが重要である。

「現実感の重要性」は，ストーリーを伝える上で一部の要素にすぎないという複数のエビデンスが存在する。つまり，あるきっかけから受講者が状況を理解すれば，高度なテクノロジーや忠実度の高さが実際の学習体験に大きく寄与することはない。

そのため，現実を忠実に再現したマネキンを使用することに問題はないが，PEARS や BLS の指導には必須ではない。

インストラクターは手元にあるリソースを使用して独自のアプローチを構築し，受講者の満足度と目的とする学習目標の達成度の両面で「忠実度が高い」環境を作り出すことができる。

実習後のデブリーフィング

デブリーフィングの定義　　PEARS コースの学習ステーションおよびスキル実習ステーションの実施中は，何があったのか，どのように問題に対処したか，どのような結果になったのかをデブリーフィングで受講者と振り返る。

「構造化され補助されたデブリーフィング」とは，体系的なエビデンスベースの受講者主体のプロセスであり，恐怖を感じない環境で実施する。これは受講者が自分の行動とそのタイミング，理由，方法について考え，改善法を見出すことを補佐するための方法である。

効果的なデブリーフィングセッションでは，インストラクターは自分の見解だけを披露するのではなく，受講者に質問をして受講者が自身の行動を分析できるよう促す。このアプローチはインストラクターの意見より受講者の考えや行動に重点を置くため，受講者は練習で得た教訓を覚えておいて活用しやすくなる。

パート 2

フィードバックとデブリーフィングの比較

インストラクターは，特に優れたチームの概念を取り上げる際には，学習ステーションとスキル実習ステーションの各ケースの終了後に，学習をスムーズに進めるテクニックとして構造化され補助されたデブリーフィングを実施する必要がある。

簡単なフィードバックは，通常はインストラクターが気付いた受講者の行動を修正することを目的としたものである。このアプローチでは，1つの誤りを修正するために，意図しない結果を生み出すことがあり，単に他の誤りを生み出す結果になりかねない。一方で，効果的なデブリーフィングは，受講者が特定の行動を取った理由に焦点を当てたものであり，各受講者の考え方を修正することができる。受講者は，一般的に自身が納得できる理由に従って行動する。良質なデブリーフィングを実施することで，受講者は自身の行動を見直して，より深く理解することができる。

デブリーフィングは単純にフィードバックを与えるよりも時間がかかるが，受講者の理解を再構築することで，レッスンを実体験により深く応用できるようになり，将来的な行動に与える影響を長く持続させることができる。

効果的なデブリーフィングの特徴

効果的なデブリーフィングセッションには，以下のような特徴がある。

- 積極的な参加
- 受講者のディスカッション
- 自己分析
- 応用
- 情報の詳細な処理

効果的なデブリーフィングにより，受講者は以下のことができるようになる。

- 起きたことを分析して評価する
- 状況の管理にツールを役立てる方法を認識する
- 自己批評を行う習慣を身に付ける

推奨されるのは，構造化され補助されたデブリーフィングであり，受講者の知識と考え方に重点が置かれた，学習者が中心となったデブリーフィングモデルである。このアプローチは，行動科学から得られたエビデンスベースの研究成果を応用したものであり，批判的思考法に重点を置き，受講者に自身の意欲と能力の分析を促すものである。これは効率的で系統的なプロセスであり，受講者が自身の取った行動や，その理由，方法，タイミングと，それらを向上させる方法について考えるのに役立つ。

構造化され補助されたデブリーフィングでは，以下の簡単な3つの手順に従って，総合的で効果的なデブリーフィングを実現する。

- イベントに関する情報を「収集」する
- 正確な記録を使用して情報を「分析」する
- 目標の達成度を「要約」し，将来の改善に役立てる

構造化された要素は，上記の3つの具体的な段階で構成される。一方，補助された要素には，対人的補助の要素と，プロトコール，アルゴリズム，およびベストエビデンスの使用の要素がある。

各ケースシナリオの後には十分な時間（シミュレーションごとに3～5分）を取って，デブリーフィングセッションを実施する。

インストラクターの便宜を考慮して，デブリーフィングの実施を必要とするケースシナリオ別に，デブリーフィングツールが付録Aに用意されている。

構造化されたデブリーフィングのプロセス

段階	目標	行動
収集	受講者の声に耳を傾け,受講者がシミュレーションについて何を考え,どのように感じているのかを理解する	・チームメンバーの感想を聴く ・チームから情報の明確化や補足を求める
分析	受講者による自身の行動に対する熟考と分析を促す	・起きたことの正確な記録を確認する ・観察内容を報告する(正しい手順と誤った手順の両方について) ・受講者が,シミュレーション中の自身の行動とデブリーフィング中に感じたことについて一通り熟考して検証するのを支援する ・セッションの目標に継続して重点が置かれるように,デブリーフィング中の受講者の話の方向を調整する
要約	学習したレッスンの判定と確認を促進する	・受講者からのコメントや発言をまとめる ・受講者が,チームや個人の行動について肯定的な面を判定できるようにする ・受講者が,チームや個人の行動について,変更や習性が必要な領域を特定できるようにする

インストラクターは自分自身をファシリテーターと考え,研修セッション中の学習効果を高め,受講者が自己批判できるように促し,将来遭遇する臨床事例について考えられるようにすることを目標とする必要がある。これにより継続的な自己改善が推進され,個人コースよりも効果が長続きする。

良いファシリテーターとは,話を聞くことや純粋な質問をすること,自由に回答できる質問をするスキルを効果的に使用し,受講者が各状況をどのように理解し,どのように考えたかを判断できる人物である。特定の「行動」を修正した場合,ある1つの行動にしか影響を与えないが,「アプローチ」を修正した場合は,さまざまな状況における受講者の行動に影響を与える。

適切な間を取り,沈黙を挟むことで,受講者に考えを系統立ててまとめる時間を与えることができる。プロトコールとアルゴリズムの有用性を示すことも,効果的な進行の一部である。

構造化され補助されたデブリーフィングは,臨床現場で必要なスキルと技術を円滑に学ぶのに役立つ場合がある。また,実際の蘇生イベントのデブリーフィングは,ヘルスケアプロバイダーが将来の臨床現場におけるパフォーマンスを向上させるのに役立つ方法となりうるため,優れたデブリーフィング技法をモデル化し,促進することも重要である。

パート 2

PEARS デブリーフィングでは，以下の手順に従う。

1. 終えたばかりのシナリオでの自身の行動を批評するようチームメンバーに求めることからデブリーフィングを始める。
2. シナリオで起きた出来事について，計時者／記録者に対して正確な情報を確認する。さらに，チームの能力についてコメントがある他のチームメンバーからの意見も募る。
3. チームメンバーがケースに関して意見を述べる機会を与えた後で，正しい行動についてまとめをする。

チーム全体はデブリーフィングによって学習し，それを次回のケースで応用する。

デブリーフィングの重要原則

以下は，重要原則として念頭に置く必要がある。

- デブリーフィングセッションは 3〜5 分間とする
- すべての学習目標を取り扱う
- デブリーフィングの最後で覚えておくべき重要な事項を要約する

奨励事項

- 受講者の自己反省
- 参加者全員の取り組み

避けるべきこと

- 講義形式の解説，選択回答形式の質問
- ディスカッションの支配

デブリーフィングのツール

デブリーフィングツール
PEARS ケースシナリオ 1
小児, 軽度～中等度の呼吸障害

デブリーフィングの一般原則
- 下表を使ってデブリーフィングを指導する。また, チームダイナミクスデブリーフィングツールも参照すること。
- [・・・]き重要な事項を要約する。
- [・・・]取り組み。
- [・・・]答が限定された質問をすること, 話し合いでインストラクターばかりが話すこと

> 開始する前に, デブリーフィングの一般原則を確認することから始める。割り当てられた時間に注意する。

行動	収集	分析	要約
	受講者による観察	適切に実施できた点 （許容される行動）	受講者主導の要約
・ ABCDE およびバイタルサインの評価を指示する ・ 酸素を投与する ・ 心電図モニターおよびパルスオキシメータを装着する ・ 軽度～中等度の呼吸障害を伴う軽度の上気道閉塞の徴候を認識する	・ あなたの視点から各イベントについて説明してもらえますか？ ・ この処置をどの程度上手に実施できたと思いますか？ ・ シナリオのそれぞれのイベントを振り返ってもらえますか（計時者／記録者に対しての指示）？改善の余地がある点は何ですか？チームとしてうまくいった点は何ですか？	・ どのようにして○○を実施できたのですか？ ・ なぜ○○を実施できたと思いますか？ ・ ○○をどのように実施したのか, もう少し詳しく説明してください。	・ あなたが学んだ重要事項は何ですか？ ・ 重要な点を誰かまとめてくれますか？ ・ 覚えておくべき重要な事項は何ですか？
	インストラクターによる観察		
・ 小児の再評価を頻回に行い, 介入への反応を評価し, 悪化の徴候を注意深く監視する ・ 小児の経口摂取を制限する ・ 必要に応じて小児を高[次]機関に搬送する	・ 私は○○に気がつきました。 ・ 私は○○を観察しました。 ・ 私は○○を見ました。		・ このシナリオでは, 小児は上気道閉塞を解除するための介入後, 若干改善しました。悪化の徴候およびバッグマスク換気の適応の可能性を示すものは何ですか？ （解答：呼吸数が非常に高いまたは不十分, または不規則な呼吸パターン, 空気の流入の減少, 反応の鈍化, 低酸素血症またはチアノーゼの進展）

> 「行動」列は, 必要となる重要な行動の指導に使用する。

> 「収集」列は, ディスカッションの開始用に使用する。受講者主導の観察であっても, インストラクターの気付きによる観察であってもかまわない。

> 「分析」列は, 実施された行動が適切であったか, または改善の余地があるかを判断するために使用する。また, 行動のずれを修正するためのディスカッションでは, 提案される表現を使用する。

> 「要約」列は, 各デブリーフィングセッションの最後の要約に使用する。受講者主導であってもインストラクター主導であってもかまわない。

以下の表は，いくつかの例を示す。

行動	収集	分析	要約
受講者による観察			
• 100％酸素を投与する	• この処置をどの程度上手に実施できたと思いますか？	• 100％酸素を適時に投与できなかったのはなぜですか？	• 100％酸素の投与について学んだことをまとめてみましょう。
インストラクターによる観察			
• 静脈路／骨髄路の確保を指示する	• 気付いた点は，あなたが骨髄針を挿入できなかったことです。	• なぜそのような事態になったと思いますか？	• 骨髄路の確保について学んだことをまとめてみましょう。

チームダイナミクスデブリーフィングツールは，リーダーシップ，コミュニケーション，およびその他のチームダイナミクス関連の問題についての議論を円滑化するために開発されたツールである。このツールは，各ケースシナリオでの使用を想定されている。このツールは，医学的管理デブリーフィングツールと同様に使用する。チームダイナミクス関連の行動（青い列）を題材に取り，「収集，分析，要約」の原則に従い（表内の左列から右列へ），受講者に質問する。

チームダイナミクス デブリーフィングツール

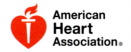

指示事項

- デブリーフィングの指針として，次の表を使用する。
- チームダイナミクスの各要素を観察し，記録する。
- シナリオセッション毎のデブリーフィングで，チームダイナミクスの要素を 2〜3 項目ずつ取り上げて議論する。

行動	収集	分析	要約
クローズドループコミュニケーション ・指示を出した時にその内容が了解されて（復唱などで）確認される ・指示された内容を声に出して実施する **明確なメッセージ** ・チームメンバーの話し方が明確である ・指示に疑問があれば質問する **明確な役割** ・チームメンバー全員に適切な役割が与えられている ・必要に応じて役割分担を見直す **自分の限界の把握** ・支援を要請する ・必要に応じて助言を求める **知識の共有** ・チームメンバー間で情報を共有する ・意見や提案を求める **建設的介入** ・優先順位を決める ・間違いを犯した仲間に質問する **再評価と要約** ・患者を再評価する ・患者の病状と治療計画を要約する **相互尊重** ・落ち着いた，親しみやすい口調で話す ・良い点を指摘する	**受講者による観察** ・あなたの視点からそれぞれのイベントを説明してもらえますか？ ・この処置をどの程度上手に実施できたと思いますか？ ・シナリオのそれぞれのイベントを振り返ってもらえますか？（計時者／記録者に対しての指示） ・改善の余地がある点は何ですか？ ・チームとしてうまくいった点は何ですか？ **インストラクターによる観察** ・私は○○に気がつきました。 ・私は○○を観察しました。 ・私は○○を見ました。	**適切に実施できた点** ・どのようにして○○を実施できたのですか？ ・なぜ○○を実施できたと思いますか？ ・○○をどのように実施したのか，もう少し詳しく説明してください。 **改善が必要な点** ・なぜ○○が起きたと思いますか？ ・○○はどのようにして改善したらよいと思いますか？ ・○○をしているとき，何を考えていましたか？ ・○○ができなかったのはなぜですか？	**受講者主導の要約** ・あなたが学んだ重要事項は何ですか？ ・重要な点を誰かまとめてくれますか？ ・覚えておくべき重要な事項は何ですか？ **インストラクター主導の要約** ・学習した内容をまとめてみましょう… ・学習した内容は，このように思います… ・覚えておくべき重要な事項は…

コースの概要と日程

PEARS コースの概要と日程

PEARS コースは，15 のレッスンと試験によって構成されている。コースは，マネキン 1 体または 1 ステーションに対して 1 名のインストラクター，6 名の受講者という比率を使用するように設計されている。質の高い BLS の実習と習熟度テストステーション，および気道確保ステーションでは，1 ステーションあたり 6 名の受講者に，1 名のインストラクターおよび 2 体のマネキンが必要となる。

AHA の PEARS コースでは，1 人のインストラクターに対して受講者が 8 人を超えてはならない。7 人目または 8 人目の受講者を加えることで，コースの合計時間は，受講者「1 人あたり」で約 80 分増加する。

以下のページに，PEARS コースの概要と日程例を示す。以下の表に挙げた所要時間はおよその時間であり，クラスごとに異なることが考えられる。また，コースディレクターは，活動から別の活動への移行時間と，教室から別の教室への移動時間を考慮する必要がある。

PEARS コースの概要

コースの所要時間概算：7 時間 45 分（休憩時間を除く）
（学習ステーションの受講者とインストラクター比は 6:1）

レッスン	コースイベント	推定所要時間（分）	レッスンプランの行動
	コースの紹介	10	
1	Life Is Why アクティビティ（オプション）	5	
2	コースの概要	5	
3	小児蘇生の科学	10	
4A	学習／テストステーション：小児に対する質の高い BLS の実習	25	
4B	学習／テストステーション：小児に対する質の高い BLS テスト：テストの詳細	15	
5A	学習／テストステーション：乳児に対する質の高い BLS の実習	20	
5B	学習／テストステーション：乳児に対する質の高い BLS テスト：テストの詳細	15	

コースの指導

レッスン	コースイベント	推定所要時間（分）	レッスンプランの行動
5C	学習ステーション：小児および乳児の窒息（オプション）	20	▶ 👤 💬
6A	体系的なアプローチおよび初期評価の概要	12	▶
6B	初期評価ビデオケースのディスカッション	8	▶ 💬
7A	一次評価	20	▶ 💬
7B	一次評価ビデオケースのディスカッション	25	▶ 💬
8A	呼吸器系緊急事態の管理	15	▶ 💬
8B	呼吸器系ビデオケースのディスカッションとスキル実習：気道確保	45	▶ 💬 👤
9A	ショックによる緊急事態の管理	15	▶ 💬
9B	ショックビデオケースのディスカッションとスキル実習：ショックの管理	45	▶ 💬 👤
9C	ショックによる緊急事態の管理：心原性（オプション）	10	▶ 💬
10	チームダイナミクス	20	▶ 💬
11	総まとめ	80	👤 💬
12	映像を用いた試験	45	☑

受講者とインストラクター比が 6：1 の場合の合計指導時間：
約 465 分, つまり 7 時間 45 分（休憩時間と移行時間を含まず）

PEARS コースの日程例

受講者 18 名, PEARS インストラクター 3 名
約 9 時間（休憩時間を含む）

時間			
8:00〜8:10	コースの紹介		
8:10〜8:15	**レッスン 1**：Life Is Why アクティビティ（オプション）		
8:15〜8:20	**レッスン 2**：コースの概要		
8:20〜8:30	**レッスン 3**：小児蘇生の科学		
クラスを2グループに分ける*	**レッスン 4A**：学習／テストステーション：小児に対する質の高い BLS の実習 **レッスン 4B**：学習／テストステーション：小児に対する質の高い BLS テスト：テストの詳細 **レッスン 5A**：学習／テストステーション：乳児に対する質の高い BLS の実習 **レッスン 5B**：学習／テストステーション：乳児に対する質の高い BLS テスト：テストの詳細 **レッスン 5C**：学習ステーション：小児および乳児の窒息（オプション）	**レッスン 6A**：体系的なアプローチおよび初期評価の概要 **レッスン 6B**：初期評価ビデオケースのディスカッション **レッスン 7A**：一次評価 **レッスン 7B**：一次評価ビデオケースのディスカッション	
8:30〜9:45	グループ 1	グループ 2（休憩：9:35〜9:45）	
9:45〜11:00	グループ 2	グループ 1（休憩：9:45〜9:55）	
クラスを2グループに分ける	**レッスン 8A**：呼吸器系緊急事態の管理 **レッスン 8B**：呼吸器系ビデオケースのディスカッションとスキル実習：気道確保	**レッスン 9A**：ショックによる緊急事態の管理 **レッスン 9B**：ショックビデオケースのディスカッションとスキル実習：ショックの管理 **レッスン 9C**：ショックによる緊急事態の管理：心原性（オプション）	
11:00〜12:00	グループ 1	グループ 2	
12:00〜12:45	昼食		
12:45〜1:45	グループ 2	グループ 1	
1:45〜2:05	**レッスン 10**：チームダイナミクス		
2:05〜2:20	休憩		
2:20〜3:40	**レッスン 11**：総まとめ		
3:40〜4:25	**レッスン 12**：映像を用いた試験		
4:25〜5:00	まとめ, アンケート, 補習, コース修了カード		

*この交代の間に休憩（グループ 2 のローテーション終了, グループ 1 のローテーション開始）

パート 3

テストおよび補習

コース修了のためのテスト

AHA では，受講者が PEARS プロバイダーコースの修了カードを受け取るためには，スキルテストと試験を適切に修了することを条件としている。テストと修了条件の詳細については，本章を通して説明されている。

PEARS のスキルと知識を迅速かつ正確に実施することは，患者が生存する上で非常に重要である。客観的かつ一貫性のある正確なテストを実施することは，このような救命スキルの徹底だけでなく，すべてのインストラクターが提供する PEARS プロバイダーコースの内容に一貫性を実現する上でも重要である。

すべての PEARS インストラクターは，以下で説明するすべての PEARS スキルテストについて高水準のパフォーマンスを維持することが望まれる。

重要: *PEARS* テストの実施中，受講者はインストラクターからの支援，ヒント，または指示をいっさい受けることなく，習熟度を実証する必要がある。

コース修了の要件

PEARS コースを受講する受講者がコース修了カードを受け取るには，コースのすべてのレッスンに出席して受講し，すべてのスキルテストに合格し，さらに試験に合格する必要がある。

すべての AHA コースの推奨更新期間は 2 年である。

正しく実施できなかった場合は，どの行動が「不合格」の原因となったのかを明確に説明し，補習が必要であることを伝える（気道確保器具の装着確認を怠った，灌流リズムが見られるのにショックを与えたなど）。

受講者の責任において，『AHA 心肺蘇生と救急心血管治療のためのガイドラインアップデート 2015（*2015 AHA Guidelines Update for CPR and ECC*）』を理解しておく必要がある。

コースの必要条件をすべて満たし，コース修了カードを受け取る資格があると認められた受講者は，以下の条件を満たす必要がある。

スキルテストの要件	筆記試験の要件
受講者は，以下のスキルテストに合格する必要がある。 • 小児に対する CPR および AED スキルテスト • 乳児に対する CPR スキルテスト	受講者は，筆記試験で 84 % 以上の正答率を得る必要がある

パート 3

質の高い BLS スキルテスト

PEARS コースのすべての受講者は，準備方法または以前に受けた CPR トレーニングにかかわらず，質の高い BLS の実習とテストに参加し，小児に対する CPR および AED，および乳児に対する CPR スキルテストに合格する必要がある。

スキルテストの概要

ここでは，BLS スキルテストの実施方法について詳しく説明する。

ここでの説明は，スキルテスト中に受講者の成績を評価するうえで必要となる詳細情報である。

次に，必要なフォーム，および各フォームの用法の一覧を示す。

フォーム	用途
BLS スキルテストチェックリスト	● 受講者のテスト結果を記録する ● 試験前に，受講者の円滑な実習を促す ● 試験中，必要となるその他の実習を示す
スキルテストの重要スキルの説明	● 受講者がスキルの各手順を正確に実施しているかどうかを判断する

ストップウォッチ／計時装置の使用

スキル実習およびテスト中の正確性を期すため，ストップウォッチを使用して圧迫のテンポを測定する。ストップウォッチを使用するときには，以下のルールに従う。

- 受講者が胸骨を最初に圧迫する際にストップウォッチをスタートさせる。
- 30 回目の圧迫終了時にストップウォッチを止める。
- 秒数が 15〜18 秒であった場合，その手順に対してチェックマークを入れる。

スキルテストチェックリストおよび重要スキルの説明の使用

コースのスキルテスト時に受講者の行動を記録するためにスキルテストチェックリストを使用する。スキルテストチェックリストは，受講者がスキルを行っている間に記入する。スキルテストの重要なスキルの説明を使用して，受講者がスキルの各手順を正しく実演したかどうかを判定する。

- 受講者が 1 つの手順を問題なく完了した場合は，スキルテストチェックリストの該当手順の左側にあるボックスにチェック（✓）を付ける。
- 受講者に問題があった場合，スキルテストチェックリストの該当する手順の隣のボックスは空欄のままとする。重要なスキルの説明の下の手順で，受講者が問題なく完了することができなかった手順を○で囲む。

受講者がスキルテストの各手順を正しく実演した場合は，その受講者を該当するスキルテストチェックリストのそのスキルテストの合格者として扱う。すべてのボックスにチェックがついていない場合，その受講者にコースの最後の補習レッスンを受けさせ，該当するスキルについてさらにテストするようにする。また，重要なスキルの説明で○をつけた分野について，および○がつけられたスキルを正しく行う方法について，受講者とディスカッションする。

BLS のスキルテストを正しく行うことができるよう，重要なスキルの説明はすべて熟知していなければならない。

テストおよび補習

スキルテストチェックリストのルール

スキルテストチェックリストを使用する場合は，以下の表に示されたルールを適用すること。

ルール	注意事項
受講者が正しく行った手順のみにチェックを付けること。	• 受講者が，重要なスキルの説明に従って手順を正しく実行した場合は，BLSスキルテストチェックリストの該当する手順の隣にあるボックスに印を付ける。 • 受講者がその手順を正しく行わなかった場合，その手順のチェックリストに印を付けない。 • 受講者がすべての手順を正しく実行した場合，その受講者はスキルテストの合格者と見なされる。

テスト時にはヒントを与えてはならない。	• 評価手順について，受講者に具体的な情報を与えてはならない。たとえば，受講者が呼吸を確認しているときに，「呼吸はない」などと言ってはならない。
	• テスト中は，受講者が実施したスキルのパフォーマンスについて言及してはならない。これにより，以下のことが可能になる。
	  – 受講者が，「インストラクターに頼ることなく」，「傷病者」について自身の評価能力でどうするべきかを判断してCPRを実施する。
	  – 実際のCPRの状況を反映した正確なテストを実施する。これは，CPRのスキル習熟度を判断する上で重要な基準となる。

観察すべき項目の詳細については，重要なスキルの説明を参照のこと。	• 重要なスキルの説明に何らかの解釈を加えたり深読みしたりしない。また，各スキルについてスキルの説明で明確に示されていない内容を考慮しないこと。
	• 受講者が，説明で示されている内容に正確に従って手順を実行できているかどうかを判断する。
	  – できている場合は，その手順についてチェックリストの「正解」に印を付ける。
	  – できていない場合は，その手順についてチェックリストを空白のままにしておく。

「BLSスキルテストチェックリスト」で示されている時点で，テストを終了する。	• 受講者のスキルテストに対し，「合格」または「要補習」の印を付ける。
	• 「要補習」の印を付けた受講者については，以下のように対処する。
	  – さらに練習が必要な手順については，その受講者の実習シートに印を付けておく
	  – コースで後ほど再テストを実施する前に，そのような手順について練習しておくように受講者に伝える
	  – コースの最後に実施する補習レッスンの一環として，追加の練習と再テストを行う

合格できなかった受講者に対しては，時間があればBLSテストステーション中に再テストできるが，補習レッスン中に再テストすることもできる。	• チェックリストで示されている終了ポイントの前に受講者がテストを中止した場合は，以下のように対処する
	  – この受講者に「要補習」の印を付ける
	  – さらに練習するように受講者に伝える

スキル全体の再テストを行う。	• 補習レッスン中に受講者に再テストを実施する場合は，スキル「全体」についてテストを実施する必要がある。

パート 3

小児に対する CPR および AED スキルテストチェックリストを理解する

項	利用方法
評価および通報	このボックスの手順は，特定の順番で完了する必要はない。受講者は圧迫を開始する前に，すべての手順を完了することのみが必要となる。また，受講者は呼吸の確認および脈の確認（理想的にはこれらの確認は同時に行われるべき）を 5 秒以上 10 秒以内で行う必要がある。 **セリフ** 受講者が大声で助けを呼んだら，インストラクターは「ここに感染防護具があります。私が AED を取ってきます」と言う。
小児胸骨圧迫	この項では，受講者が質の高い胸骨圧迫を行う能力を評価する。胸骨圧迫を客観的に評価するには，忠実度の高いマネキンが最適なフィードバック装置であり，その使用を強く推奨する。胸骨圧迫は心停止の認識から 10 秒以内に開始する必要がある。 **手の位置** 手の位置が胸骨の下半分にあり，片方の手のひらの付け根を使用しているか，受講者を評価する。受講者が両手を使用する場合，一方の手の上にもう一方を重ねるか，最初に置いた手の手首をつかむ。 **心拍数** 圧迫のテンポは，ストップウォッチを使用して評価する。1 分間に 100〜120 回のテンポを達成するためには，受講者は 15〜18 秒で圧迫を 30 回行わなければならない。 **深さと胸郭の戻り** フィードバック装置またはマネキンがない状況で深さおよび胸郭の戻りを評価することは，信頼性に欠ける。テストの妥当性と信頼性を高めるために，インストラクターは深さと胸郭の戻りを客観的に評価することができる市販のフィードバック装置またはマネキンを使用してもよい。正しい深さと胸郭の戻りを示すライトまたは電子表示のある，忠実度の高いマネキンを強く推奨する。圧迫が十分な深さである場合にクリック音を鳴らして深さを知らせるマネキンは使用してもよい。 ヒント：受講者が適切な圧迫の深さを達成できるようにし，また疲労を最小限とするために，胸骨圧迫は肘を固定し，肩が傷病者の上になるようにして行うよう受講者に指導する。

（続く）

(続き)

項	利用方法
小児の人工呼吸	**人工呼吸** 人工呼吸を行う場合，ポケットマスクやフェイスシールドなどの感染防護具を使用する。使用する防護具は，受講者が現場で使用するものと同じようなものでなければならない。防護具の種類が不明である場合，インストラクターは受講者にトレーニングで使用する防護具を提供しなければならない。場合によっては，バッグマスクしか利用できない現場もある。このような場合，受講者はバッグマスクを使ってスキルテストを受けてもよい。臨床状況において，インストラクターは，救助者1人で行うCPRの際，救助者がバッグマスク使用時には，2回の人工呼吸を10秒以内に行うことが困難な場合があることを強調する。 **1回の人工呼吸は1秒かけて行う** 受講者は頭部後屈－あご先挙上法で傷病者の気道を確保する。受講者1名につき，人工呼吸を2回行う。受講者は胸郭が上がるのを確認しながら，1秒間息を吹き込む。 **目に見える胸の上がり** 受講者は傷病者の胸郭が上がるのが目視できるよう，十分に空気を吹き込む。 ヒント：受講者がうまく人工呼吸を行えない場合は，密着が適切で気道が開通していることを確認する。ポケットマスクまたはバッグマスク器具上の受講者の手の位置を正し，適切にマスクと顔を密着できるよう手助けをする必要がある場合がある。 **中断を最小限に抑える** あるサイクルの最後の圧迫の終わりから次のサイクルの最初の圧迫の開始までの経過時間が10秒未満になるようにする。これは，バッグマスクを用いると達成することが困難になる可能性がある。
小児のサイクル2	受講者は30回の圧迫と2回の人工呼吸をもう1セット行う。サイクル1と同じ基準で受講者を評価する。

（続く）

(続き)

項	利用方法
小児に対するAED	2人目の救助者（別の受講者またはインストラクター）はCPRを実施するか，またはAEDを持ってきてもよい。
	インストラクターまたは2人目の受講者は，AEDを持ってきて，1人目の受講者に手渡してもよい。2人目の受講者またはインストラクターは圧迫を交代してもよい。2人目の受講者がいない場合，インストラクターが受講者にAEDを手渡し，受講者にAEDを使用するよう指示してもよい。インストラクターはもう1人の救助者に胸骨圧迫を提供するように受講者に伝えてもよい。受講者がAEDパッドの装着によって胸骨圧迫を中断させてはならないということを理解していることが重要である。受講者はそれぞれの器具の要件に従ってAEDの電源を入れる。これには，受講者がAEDの電源ボタンを押す必要があるか，またはケースを開けるとAEDの電源が自動的に入る場合もある。受講者は，パッドに描かれた図に従い，マネキンにAEDパッドを貼り付ける。受講者は使用しているAEDの指示に従う。インストラクターは，スキルテストチェックリストに記載されているAEDの手順の一部は，すべての器具に完全に当てはまらない場合があるということを認識していなければならない。一部のAEDでは，解析および充電のサイクル中は患者から離れている必要があり，また器具を充電中も胸骨圧迫を継続できるAEDもある。AEDがショックを実施する準備ができたら，受講者は口頭および目視で患者から離れたことを確認する。全員が離れたら，受講者は「ショック（shock）」ボタンを押す。受講者は直ちに胸骨圧迫を再開する。
	注意：AEDは乳児のテストでは使用しない。
胸骨圧迫の再開	評価を受ける受講者は，電気ショックの実行後すぐに胸骨圧迫を開始するか，あるいはインストラクターに電気ショックの実行後すぐに胸骨圧迫を開始するよう伝える。電気ショック実行後受講者が直ちに胸骨圧迫を開始できるかどうかを評価する。サイクル1と同様の基準で受講者の胸骨圧迫を評価する。受講者が胸骨圧迫を再開するか，あるいはすぐに胸骨圧迫を開始するようインストラクターに指示したら，テストを終了する。
テスト結果	受講者がすべてのスキルを正しく実行した場合は，受講者のスキルテストチェックリストの「合格」を○で囲む。受講者がすべてのスキルテストを問題なく完了できなかった場合，補習が必要であるという意味の「要補習」を○で囲む。インストラクターは，新しいスキルテストチェックリストを使って，受講者が正しく行うことができなかったスキルについて，再テスト（再評価）を行う。補習が必要な場合，補習が必要であるということを示したスキルテストチェックリストと，受講者が合格したということを示す新しいスキルテストチェックリストを，コース記録と共に保管する。インストラクターのイニシャル，インストラクターID，および日付をチェックリストの最後のボックスに記入する。

PEARS® 小児に対する CPR および AED スキルテストチェックリスト

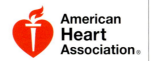

受講者氏名 _____ 試験日 _____

院内シナリオ：「あなたは病院または診療所で勤務しており，廊下で突然卒倒した小児を目撃しました。そこで現場が安全であることを確認し，患者に近付きました。次に何をすべきかを示してください。」

病院搬送前のシナリオ：「あなたは呼吸をしていない小児がいる現場に到着しました。バイスタンダーによる CPR は実施されていません。現場に近付き，安全であることを確認しました。次に何をすべきかを示してください。」

評価および通報
- ☐ 反応を確認する
- ☐ 大声で助けを呼ぶ／救急対応システムに通報する／AED を取りに行ってもらう
- ☐ 呼吸を確認する
- ☐ 脈拍を確認する

受講者が大声で助けを呼んだら，インストラクターは「ここに感染防護具があります。AED は私が取りに行きます」と言う。

CPR のサイクル 1（30：2） *正確さを期すため，CPR フィードバック装置の使用が望ましい

小児胸骨圧迫
- ☐ 質の高い胸骨圧迫を実行する*。
  - 胸骨の下半分に手を置く
  - 15 秒以上 18 秒以内に 30 回の圧迫を行う
  - 胸部の厚みの 1/3 以上，約 5 cm（約 2 インチ）の深さまで圧迫する
  - 圧迫を行うたびに胸郭が完全に元に戻るまで待つ

小児の人工呼吸
- ☐ 感染防護具を使用して 2 回の人工呼吸を行う。
  - 1 回の人工呼吸に少なくとも 1 秒かける
  - 1 回の人工呼吸ごとに目に見える胸の上がりを確認する
  - 10 秒以内に圧迫を再開する

CPR のサイクル 2（サイクル 1 の手順を繰り返す） 手順を正しく実行した場合のみボックスをチェックする
- ☐ 圧迫　☐ 人工呼吸　☐ 10 秒以内に圧迫を再開

救助者 2 が「AED を持ってきました。圧迫は私が引き継ぎますから，AED を使用してください」と言う。

AED（AED の指示に従う）
- ☐ AED の電源を入れる
- ☐ パッドを正しく装着する
- ☐ 解析のために傷病者から離れる
- ☐ 安全に電気ショックを実行できるように傷病者から離れる
- ☐ 安全に電気ショックを実行する

胸骨圧迫の再開
- ☐ ショック施行後，ただちに胸骨圧迫を再開する
  - 受講者が胸骨圧迫を再開するようにインストラクターに指示するまたは
  - 受講者が胸骨圧迫を再開する

テスト終了

インストラクター向けの注意事項
- 受講者が正しく実行した各手順の横にあるボックスに ✓ マークを付ける。
- 受講者が 1 つでも手順を正しく実行できなかった場合（空白のボックスが 1 つ以上存在する場合），その受講者は補習を受ける必要がある。どのスキルについて補習が必要かは，ここにメモを残しておくこと（補習の詳細についてはインストラクターマニュアルを参照）。

テスト結果	「合格」または「要補習」を丸で囲み，合格なのか補習が必要なのかを示す。	合格	要補習

インストラクターのイニシャル _____　インストラクター番号 _____　日付 _____

© 2018 American Heart Association

PEARS®
小児に対する CPR および AED
スキルテストの重要スキルの説明

1. 最大でも 30 秒以内に傷病者を評価して救急対応システムに通報する（これは必ず胸骨圧迫を開始する前に実行する）。現場の安全を確認したら，以下を実行する。
   - 軽くたたいて大きな声で呼びかけ，反応を確認する
   - 大声で助けを呼ぶか，助けを呼ぶよう人に指示し，AED／除細動器を入手する
   - 呼吸をしていないか，あるいは正常な呼吸をしていないか（死戦期呼吸のみ）を確認する
     - 5 秒以上 10 秒以内で頭部から胸部にかけて確認する
   - 頸動脈の脈拍をチェックする
     - 呼吸の確認と同時に実施してもかまわない
     - 最低 5 秒間観察する。10 秒以上かけてはならない

2. 質の高い胸骨圧迫を実施する（心停止を認識したら，ただちに胸骨圧迫を開始する）
   - 正しい手の位置
     - 胸骨の下半分
     - 両手（一方の手の上にもう一方を重ねるか，最初に置いた手の手首をつかむ）または片手を使用
   - 圧迫のテンポ 100～120 回/分
     - 15～18 秒で圧迫 30 回
   - 圧迫の深さと胸郭の戻り：胸郭の厚みの 1/3 以上，約 5 cm
     - 市販のフィードバック装置または忠実度が高いマネキンの使用が強く推奨される
     - 圧迫を行うたびに胸郭が元に戻るまで待つ
   - 胸骨圧迫の中断を最小限に抑える
     - 1 つのサイクルの最後の圧迫から次のサイクルの最初の圧迫までの経過時間が 10 秒未満になるように，2 回の人工呼吸を行う
     - ショック後，あるいはショック適応ではないと確認された後，ただちに圧迫を再開する

3. 感染防護具を使用して 2 回の人工呼吸を行う
   - 気道を十分に確保する
     - 頭部後屈－あご先挙上法，または下顎挙上法を使用する
   - 1 回の人工呼吸は 1 秒かけて行う
   - 人工呼吸は胸の上がりを目視できるように行う
   - 過換気を避ける
   - 10 秒以内に胸骨圧迫を再開する

4. 2 サイクル目の圧迫と人工呼吸を同じ手順で実施する

5. AED の使用
   - AED の電源を入れる
     - AED が到着したら，ただちにボタンを押すか蓋を開けて電源を入れる
   - パッドを正しく装着する
     - 傷病者の年齢に応じた適切なサイズのパッドを，正しい位置に配置する
   - 解析のために傷病者から離れる
     - AED で心リズムを解析できるように，すべての救助者が傷病者から離れるようにする（器具によっては，解析ボタンを押す）
     - 他のすべての救助者に対して，傷病者に触れないように明確に伝える
   - 安全に電気ショックを実行できるように傷病者から離れる
     - 他のすべての救助者に対して，傷病者に触れないように明確に伝える
   - 電気ショックを実行する
     - ショック施行後，ただちに胸骨圧迫を再開する
     - CPR 中は AED の電源を切ってはならない

6. 胸骨圧迫を再開する
   - 電気ショックの実施直後から質の高い胸骨圧迫を再開する
   - 同じ手順で圧迫を繰り返す

テストおよび補習

乳児に対するCPRスキルテストチェックリストを理解する

項	利用方法
評価および通報	このボックスの手順は，特定の順番で完了する必要はない。受講者は圧迫を開始する前に，すべての手順を完了することのみが必要となる。また，受講者は呼吸の確認および脈の確認（理想的にはこれらの確認は同時に行われるべき）を5秒以上10秒以内で行う必要がある。 **セリフ** 受講者が助けを求めたら，インストラクターは「ここに感染防護具があります」と言う。
乳児の胸骨圧迫	この項では，受講者が質の高い胸骨圧迫を行う能力を評価する。胸骨圧迫を客観的に評価するには，忠実度の高いマネキンが最適なフィードバック装置であり，その使用を強く推奨する。胸骨圧迫は心停止の認識から10秒以内に開始する必要がある。 **指の配置，サイクル1および2（1人法のCPR）** 受講者の指が胸部中央に置かれていること，および2本の指が乳頭間線のすぐ下に置かれていることを確認して評価する。 **指の配置，サイクル3（2人法のCPR）** 2人法のCPR中に受講者の乳児に対する胸骨圧迫の胸郭包込み両母指圧迫法を評価する。受講者の両母指が，胸骨の下半分，乳頭間線のすぐ下に置かれていることを確認する。 **心拍数，サイクル1および2（1人法のCPR）** 圧迫のテンポは，ストップウォッチを使用して評価する。1分間に100〜120回のテンポを達成するためには，受講者は15〜18秒で圧迫を30回行わなければならない。 **心拍数，サイクル3（2人法のCPR）** 圧迫のテンポは，ストップウォッチを使用して評価する。1分間に100〜120回のテンポを達成するためには，受講者は7〜9秒で圧迫を15回行わなければならない。 **深さと胸郭の戻り** フィードバック装置またはマネキンがない状況で深さおよび胸郭の戻りを評価することは，信頼性に欠ける。テスト経験の妥当性と信頼性を高めるために，深さと胸郭の戻りを客観的に評価することができる市販のフィードバック装置を使用してもよい。正しい深さと胸郭の戻りを示すライトまたは電子表示のある，忠実度の高いマネキンを強く推奨する。圧迫が十分な深さである場合にクリック音を鳴らして深さを知らせるマネキンは使用してもよい。

（続く）

(続き)

項	利用方法
乳児の人工呼吸	**人工呼吸** 人工呼吸を行う場合，ポケットマスクやフェイスシールドなどの感染防護具を使用する。使用する防護具は，受講者が現場で使用するものと同じようなものでなければならない。防護具の種類が不明である場合，インストラクターは受講者にトレーニングで使用する防護具を提供しなければならない。場合によっては，バッグマスクしか利用できない現場もある。このような場合，受講者はバッグマスクを使ってスキルテストを受けてもよい。臨床状況において，インストラクターは，救助者 1 人で行う CPR の際，救助者がバッグマスク使用時には，2 回の人工呼吸を 10 秒以内に行うことが困難な場合があることを強調する。 **人工呼吸，サイクル 4（2 人法の CPR）** 人工呼吸はバッグマスク器具を使用して行う必要がある。 **1 回の人工呼吸は 1 秒かけて行う** 受講者は頭部後屈－あご先挙上法で傷病者の気道を確保する。受講者 1 名につき，人工呼吸を 2 回行う。受講者は胸部が上がるのを確認しながら，1 秒間息を吹き込む。 **目に見える胸の上がり** 受講者は傷病者の胸郭が上がるのが目視できるよう，十分に空気を吹き込む。 ヒント：受講者がうまく人工呼吸を行えない場合は，密着が適切で気道が開通していることを確認する。ポケットマスクまたはバッグマスク器具上の受講者の手の位置を正し，適切にマスクと顔を密着できるよう手助けをする必要がある場合がある。 **中断を最小限に抑える** あるサイクルの最後の圧迫の終わりから次のサイクルの最初の圧迫の開始までの経過時間が 10 秒未満になるようにする。これは，バッグマスクを用いると達成することが困難になる可能性がある。
乳児のサイクル 2	受講者は 30 回の圧迫と 2 回の人工呼吸をもう 1 セット行う。サイクル 1 と同じ基準で受講者を評価する。

(続く)

（続き）

項	利用方法
乳児のサイクル 3	評価を受ける受講者は，2 人目の救助者（別の受講者またはインストラクター）がバッグマスク器具を使用して人工呼吸を行う姿勢に入る間，胸骨圧迫を継続する。評価を受ける受講者は，両母指を胸骨の下半分，乳頭間線のすぐ下に置いて胸郭包込み両母指圧迫法で胸骨圧迫を行う。 受講者が圧迫 15 回後に休止し，2 人目の救助者が人工呼吸を 2 回行ったらテストは終了する。 注意：受講者はこのサイクルの最後，サイクル 4 の前に役割を交代する。
乳児のサイクル 4	2 人目の受講者は，1 人目の受講者がバッグマスク器具を使用して人工呼吸を行う姿勢に入る間，胸骨圧迫を継続することができる。圧迫 15 回のサイクル後，評価対象の受講者はバッグマスク器具を使用して人工呼吸を 2 回行う必要がある。1 回の人工呼吸は 1 秒かけて行う。人工呼吸を行うたびに胸の上がりを目で確認できる必要がある。人工呼吸を行うための胸骨圧迫の間隔は 10 秒以下にする必要がある。
テスト結果	受講者がすべてのスキルを正しく実行した場合は，受講者のスキルテストチェックリストの「合格」を○で囲む。受講者がすべてのスキルテストを問題なく完了できなかった場合，補習が必要であるという意味の「要補習」を○で囲む。インストラクターは，新しいスキルテストチェックリストを使って，受講者が正しく行うことができなかったスキルについて，再テスト（再評価）を行う。補習が必要な場合，補習が必要であるということを示したスキルテストチェックリストと，受講者が合格したということを示す新しいスキルテストチェックリストを，コース記録と共に保管する。インストラクターのイニシャル，インストラクター ID，および日付をチェックリストの最後のボックスに記入する。

（続き）

パート 3

PEARS® 乳児に対する CPR スキルテストチェックリスト（1/2）

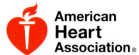

受講者氏名 _____　　試験日 _____

院内シナリオ：「あなたは病院または診療所で勤務しています。そこへ，乳児を抱いた女性が走りこんできました。「助けてください！この子が呼吸していないんです」と叫んでいます。あなたは手袋とポケットマスクを持っています。あなたは同僚に頼んで緊急通報をしてもらい，緊急用の器具を取ってきてもらいます。」

病院搬送前のシナリオ：「あなたは呼吸をしていない乳児がいる現場に到着しました。バイスタンダーによる CPR は実施されていません。現場に近付き，安全であることを確認しました。次に何をすべきかを示してください。」

評価および通報
- ☐ 反応を確認する
- ☐ 大声で助けを呼ぶ／救急対応システムに通報する
- ☐ 呼吸を確認する
- ☐ 脈拍を確認する

受講者が大声で助けを呼んだら，インストラクターは「ここに感染防護具があります」と言う。

CPR のサイクル 1（30：2）　*正確さを期すため，CPR フィードバック装置の使用が望ましい

乳児の胸骨圧迫
☐ 質の高い胸骨圧迫を実行する*。
- 乳児の胸郭の乳頭間線のすぐ下に 2 本の指を置く
- 15 秒以上 18 秒以内に 30 回の圧迫を行う
- 胸部の厚みの 1/3 以上，約 4 cm（約 1.5 インチ）の深さまで圧迫する
- 圧迫を行うたびに胸郭が完全に元に戻るまで待つ

乳児の人工呼吸
☐ 感染防護具を使用して 2 回の人工呼吸を行う。
- 1 回の人工呼吸に少なくとも 1 秒かける
- 1 回の人工呼吸ごとに目に見える胸の上がりを確認する
- 10 秒以内に圧迫を再開する

CPR のサイクル 2（サイクル 1 の手順を繰り返す）　手順を正しく実行した場合のみボックスをチェックする
☐ 圧迫　　☐ 人工呼吸　　☐ 10 秒以内に圧迫を再開

救助者 2 がバッグマスク器具を持って到着したら，人工呼吸を開始する。その間，救助者 1 は，胸郭包込み両母指圧迫法による圧迫を継続する。

CPR のサイクル 3

救助者 1：乳児の胸骨圧迫
☐ 質の高い胸骨圧迫を実行する*：
- 胸郭包み込み両母指圧迫法で 15 回圧迫する
- 7 秒以上 9 秒以内に 15 回の圧迫を行う
- 胸部の厚みの 1/3 以上，約 4 cm（約 1.5 インチ）の深さまで圧迫する
- 圧迫を行うたびに胸郭が完全に元に戻るまで待つ

救助者 2：乳児の人工呼吸
この救助者は評価しない。

（続く）

© 2018 American Heart Association

PEARS® 乳児に対する CPR スキルテストチェックリスト (2/2)

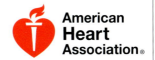

受講者氏名 _____   試験日 _____

(続き)

CPR のサイクル 4

救助者 2：乳児の胸骨圧迫
この救助者は評価しない。

救助者 1：乳児の人工呼吸
☐ バッグマスク器具を使用して 2 回の人工呼吸を行う。
- 1 回の人工呼吸に少なくとも 1 秒かける
- 1 回の人工呼吸ごとに目に見える胸の上がりを確認する
- 10 秒以内に圧迫を再開する

テスト終了

インストラクター向けの注意事項 • 受講者が正しく実行した各手順の横にあるボックスに ✓ マークを付ける。 • 受講者が 1 つでも手順を正しく実行できなかった場合（空白のボックスが 1 つ以上存在する場合），その受講者は補習を受ける必要がある。どのスキルについて補習が必要かは，ここにメモを残しておくこと（補習の詳細についてはインストラクターマニュアルを参照）。	

テスト結果	「**合格**」または「**要補習**」を丸で囲み，合格なのか補習が必要なのかを示す。	**合格**	**要補習**

インストラクターのイニシャル _____   インストラクター番号 _____   日付 _____

© 2018 American Heart Association

PEARS®
乳児に対する CPR
スキルテストの重要スキルの説明

1. 最大でも 30 秒以内に傷病者を評価して救急対応システムに通報する（これは必ず胸骨圧迫を開始する前に実行する）。現場の安全を確認したら，以下を実行する。
   - 軽くたたいて大きな声で呼びかけ，反応を確認する
   - 大声で助けを呼ぶか，助けを呼ぶよう人に指示し，緊急用の器具を入手する
   - 呼吸をしていないか，あるいは正常な呼吸をしていないか（死戦期呼吸のみ）を確認する
     - 5 秒以上 10 秒以内で頭部から胸部にかけて確認する
   - 上腕動脈の脈拍をチェックする
     - 呼吸の確認と同時に実施してもかまわない
     - 最低 5 秒間観察する。10 秒以上かけてはならない

2. 1 人法の CPR 中に質の高い胸骨圧迫を実施する（心停止を判定してから 10 秒以内に圧迫を開始する）
   - 胸部中央の正しい位置に手または指を置く
     - 救助者が 1 人の場合：乳頭間線のすぐ下に 2 本の指を置く
   - 圧迫のテンポ 100〜120 回/分
     - 15〜18 秒で圧迫 30 回
   - 年齢に応じた十分な深さ
     - 乳児：胸部の厚みの少なくとも 1/3（約 4 cm）
     - 市販のフィードバック装置または忠実度が高いマネキンの使用が強く推奨される
   - 圧迫を行うたびに胸郭が元に戻るまで待つ
   - 年齢と救助者の数に応じた適切な比率
     - 救助者が 1 人の場合：胸骨圧迫 30 回に対し人工呼吸 2 回
   - 胸骨圧迫の中断を最小限に抑える
     - 1 つのサイクルの最後の圧迫から次のサイクルの最初の圧迫までの経過時間が 10 秒未満になるように，2 回の人工呼吸を行う

3. 2 人法の CPR を実施する間，バッグマスク器具で効果的な人工呼吸を行う
   - 気道を十分に確保する
   - 1 回の人工呼吸は 1 秒かけて行う
   - 人工呼吸は胸の上がりを目視できるように行う
   - 過換気を避ける
   - 10 秒以内に胸骨圧迫を再開する

4. （この評価のために出される）インストラクターの指示に従い，適切な間隔で圧迫担当を交代する交代に 5 秒以上かけてはならない。

5. 救助者 2 人体制の CPR を実施する際，質の高い胸骨圧迫を行う
   - 胸部中央の正しい位置に手または指を置く
     - 救助者が 2 人の場合：乳頭間線のすぐ下で胸郭包み込み両母指圧迫を行う
   - 圧迫のテンポ 100〜120 回/分
     - 7〜9 秒で圧迫 15 回
   - 年齢に応じた十分な深さ
     - 乳児：胸部の厚みの少なくとも 1/3（約 4 cm）
   - 圧迫を行うたびに胸郭が元に戻るまで待つ
   - 年齢と救助者の数に応じた適切な比率
     - 救助者が 2 人の場合：胸骨圧迫 15 回に対し人工呼吸 2 回
   - 胸骨圧迫の中断を最小限に抑える
     - 1 つのサイクルの最後の圧迫から次のサイクルの最初の圧迫までの経過時間が 10 秒未満になるように，2 回の人工呼吸を行う

受講者の再テスト

スキルテストの時間に余裕がある場合は、受講者が合格できなかった項目についてもう 1 回再テストを実施することができる。追加再テストは、コースの最後の補習レッスンで実施される（本パートで後述する「補習」の項を参照のこと）。

再テストを行う場合は、常に受講者のスキル「全体」をテストする。

場合によっては、再テストをコースの後に延期してもよい。例えば、補習によっても合格できなかった場合は、改善計画を作成し、受講者がその計画を完了した時点で再テストを行うよう予定を立ててもよい。追加の補習がかなりの量になる場合は、その受講者に PEARS プロバイダーコースを再受講するように勧めることもできる。筆記試験では、認知スキルの習熟度を判定する（オープンリソースの試験）。

インストラクターは、学習障害または言語障害を持つ受講者に対して筆記試験を読み上げてもよい。

各受講者は、筆記試験で 84 % 以上の正答率を得る必要がある。

試験

PEARS コースは映像を用いる。コースの重要な概念はすべて映像で説明される。映像ではレッスンが順序通りに再生され、コース概要およびレッスンプランに示されたレッスンに対応している。映像には、重症の疾患や外傷のある小児の短い映像も含まれる。これらの映像は、体系的なアプローチを指導するためのケースディスカッションのたたき台となる。コース終了時に、受講者は映像を用いた試験で映像に関する問題に回答する。

試験では、認知スキルの習熟度を判定する。各受講者は、コース修了要件を満たすには、試験で少なくとも 84 % の正答率を得る必要がある。

新しい教育手法の一環として、AHA は e ラーニングコースおよび教室ベースのコースにおいてオンラインで実施される試験についてオープンソースポリシーを採用した。

「オープンソース」とは、受講者が試験を受ける時に参考資料を使用してもよいということを意味する。資料には、印刷版または電子書籍版のプロバイダーマニュアル、プロバイダーコース受講中にとったメモ、ECC ハンドブック、『AHA 心肺蘇生と救急心血管治療のためのガイドラインアップデート 2015（2015 AHA Guidelines Update for CPR and ECC）』などが含まれる。オープンソースとは、他の受講者やインストラクターと話し合ってもよいという意味ではない。

コース教材に添えて受講者に送られる受講前文書に、教材は試験で使用するため、持参することが重要であることを強調する。

教室ベースのコースで試験を実施する時は、受講者が試験中に話し合わないように注意する。受講者が試験を終えたら採点し、すべての質問に答える。

正答率が 84 % 未満であった受講者は、すぐに補習を受ける必要がある。補習中は、解答が不正解である理由を受講者が理解できるようにする。

試験に合格しなかった受講者に補習をする時は，知識の習得度と理解度を確認しなければならない。これは，受講者が2度目の試験を受けるか，口頭での補習によって確認する。受講者に2度目の試験を受けさせる時は，初回の試験を受講者と一緒に見直し，受講者が不正解だった問題について学ぶ時間を与える。口頭で補習を行う場合は，受講者に不正解だった問題に口頭で答えるよう指示し，各問に受講者が正解したかどうかを解答用紙に記録する。解答用紙には，補習が修了し受講者が合格点に達したことを記録する必要がある。

文字を読むことや文字で書かれた問題を理解することが困難な受講者がいる場合は，試験を読み上げてもよい。問題は書かれている通りに読み上げ，正解を示唆するような読み方をしてはならない。必要に応じて試験を口頭で翻訳してもよい。

オンラインコースでは試験もオンライン部分に組み込まれているため，受講者が教室での実践部に参加した際に試験を行う必要はない。

補習

プロバイダーコース受講者の補習

コースの一部を正しく実施できていない受講者に対しては，補習が必要になることがある。通常，これには多大なリソースが必要となり，コミュニケーションおよび教育関連の創造性で，相当量の専門知識が要求される場合もある。

必要なスキルをコース受講中に習得できなかった受講者は誰でも補習を受けられることが基本原則である。インストラクターは，特定の受講者にとってそれぞれ効果のある適切な補習方法を見つけ出し，これを採用することに尽力するべきである。通常，成人向け学習原則とデブリーフィング技術を組み合わせることで，高い効果を期待できる。次に，いくつかの提案事項を示す。

- 受講者とともに，特定のシナリオまたは学習ステーションの目標について確認する。
- 必要とされる行動の実施が見られた場合は，良い点を指摘する。望ましくない行動が見られた場合は，自由に回答できる質問を行い，学習者の思考過程を確認する。
- 受講者が目標を達成するまで，必要であれば同じシナリオを繰り返し使用する。

受講者によってインストラクターとの相性も異なることから，補習には別のインストラクターを採用することも検討する。

コース実施時に，コースの特定の項（または試験やテスト）の補習で成果が上がらない受講者もいることがある。この場合は，受講者に別の補習セッションを手配することができる。受講者はコース修了カードを受け取るまでに，すべての学習目標においてコースディレクターまたはインストラクターが納得するレベルに達しなければならない。

受講者は当初のコース終了後30日以内に，試験，テスト，学習ステーションおよびスキル実習ステーションを含むすべての補習セッションを終了する必要がある。補習の日付はコース修了カードの発行日として記載される。

受講者が30日以内に補習を受けない場合，コースは未修了とみなされコース修了カードは発行されない。

テストおよび補習

インストラクターのための補習に関する概念

「補習」とは，インストラクターが学習者に対し，コースに必要なスキルを習得するさらなる機会を提供するための学習プロセスである。

「簡易補習」は，コース全般で行われ，学習プロセスの一部となっている。

「正式な補習」は，受講者がケースシナリオ演習を修了した後，習熟度を実証できなかった場合に行われる。

正式な補習の必要性については，実習の終了後すぐ，個人的で慎重な，かつ客観的なデブリーフィングによって受講者に伝えることが重要である。このとき，シナリオの重要行動目標を指針として使用する。

- ごく一部の例外を除き，すべての受講者が有益な補習を受けられるようにすべきである。
- インストラクターは，初回受講だけでは PEARS コースのスキルや原則を十分に学習できなかった受講者に対し，補習を実施することに尽力すべきである。
- インストラクターのレッスンの進め方が受講者の学習スタイルと合わない場合もあるため，状況によってはインストラクターの変更も必要である。
- インストラクターは，低成績が知識不足に起因するとみなすべきではない。受講者の成績は他の要因（個人的な問題，作業に関する問題など）によって影響される可能性もある。
- インストラクターが受講者に対して補習効果が思わしくないと感じた場合は，受講者個人に合った独自の補習方法を考案する必要性がある。
- インストラクターの役割は，学習を促進することである。
- インストラクターは受講者に補習を行う際，常に礼儀正しく丁寧で肯定的であり，プロフェッショナルでなければならず，対人能力に長けていなければならない。

簡易および公式の補習

簡易補習
- 能力チェックリストを使用して，受講者の短所および復習が必要な領域を特定する。
- コース全体を通し，他のインストラクターとも意見交換して，問題のある受講者を特定する。
- シミュレーションによるケースシナリオ演習中，主観的な評価により，不足している知識を特定する。

休憩中，昼食時，または一日の最後に，各スキルの実施や医学的管理の理解において受講者を支援する。受講者の知識やスキルの不足を補うため，インストラクターはコース中，できる限りのことをするべきである。これにより，コース終了時に受講者に正式な補習を実施する必要性を最小限に抑えることができる。

正式な補習
受講者をインストラクターと1対1で作業させ，スキルの実施において改善の余地のある領域を評価する。次に，受講者に練習を促し，準備ができたら試験開始の意思表示をさせる。

補習成功までの手順

受講者に正式な補習が必要な場合は、試験終了後すぐ、個人的で慎重な、かつ客観的なデブリーフィングによって受講者に伝える。

以下の手順に従って、受講者に有益な補習を実施する。

1	受講者に補習を行う際は、常に礼儀正しく丁寧で肯定的で、プロフェッショナルにふさわしい社交的な態度で臨む。
2	受講者とともに、特定のシナリオまたは学習ステーションの目標について確認する。
3	必要とされる行動の実施が見られた場合は、良い点を指摘する。望ましくない行動が見られた場合は、自由に回答できる質問を行い、学習者の思考過程を確認する。
4	受講者が目標を達成するまで、必要であれば同じシナリオを繰り返し使用する。
5	低成績が知識不足に起因するとみなさないこと。受講者の成績は他の要因（個人的な問題、作業に関する問題など）によって影響される可能性もある。
6	インストラクターのレッスンの進め方が受講者の学習スタイルと合わない場合もあるため、状況によってはインストラクターの変更も必要である。
7	インストラクターが受講者に対して補習効果が思わしくないと感じた場合は、受講者個人に合った独自の補習方法を考案する必要性がある。

スキルの補習

受講者をインストラクターと1対1で作業させ、スキルの実施において改善の余地のある領域を評価する。その後、受講者の準備が整ったら、ケースシナリオ演習をもう一度行うよう促す。

試験の補習

必要な合格水準（84％）より1、2問間違いが多い受講者の場合は、議論を行った上で受講者の理解度を評価するだけでも、この受講者にとって有益な補習であり、合格条件として十分であると考えられる。

必要な合格水準（84％）より1、2問以上間違いがある受講者の場合は、必要な知識が十分でない可能性が高い。インストラクターは受講者に対して『PEARS プロバイダーマニュアル』を復習するように促し、試験を後日再受験するよう指示する。

判断の裏付けや知識に一貫して欠陥があるように見られる受講者は、コースに不合格とみなされる。

コース後

プログラムの評価

AHA 教材ならびにインストラクターの継続的な評価と改善は AHA にとって重要である。各受講者にはクラスを評価する機会を与えるべきであり、インストラクターはその機会を与える責任を負う。コース評価の実施方法にはいくつかのオプションがある。

- 筆記式評価を使用することができる。テンプレートはインストラクターネットワークに複数言語で用意されている。テンプレートをコピーして受講者全員に行き渡る部数を用意する。コース終了時に、受講者に評価して返却してもらう。フィードバックに目を通してから、記入済みフォームをトレーニングセンターのコーディネーターに送付する。
- インストラクターが e カードを発行する米国のトレーニングセンターに所属している場合、受講者はコース修了カードを受け取る前にオンラインで評価を行う。
- インストラクターが国際トレーニングセンター所属の場合、受講者はオンラインで評価を行ってから CPRverify™ 修了証を受け取ることができる。さらに、インストラクターは受講者に AHA が支給する書式での評価をしてもらうこともできる。

プロバイダーカード／e カードの発行

AHA PEARS コース修了要件に合格した各受講者には、AHA PEARS コース修了カードまたは AHA PEARS e カードが発行される。必要なカードまたは e カードを提供できるのはトレーニングセンターのコーディネーターのみである。受講者用のカードを入手して発行するためのプロセスについては、トレーニングセンターの担当コーディネーターに問い合わせる。

受講者名簿を提出するか、アシスタントインストラクターとして署名することにより、当該受講者がコース修了のすべての要件に合格したことを証明している。

AHA PEARS インストラクターによる実践的なマネキンでのスキル実習およびテストを受けない限り、AHA コース修了カードまたは e カードは発行されない

生涯教育の資格

PEARS コースは以下の生涯教育の基準を満たすよう設計されている。

- コースの焦点
  - しっかりした指導に基づいた学習原則を提供する
  - 感情的領域の特定と提示
- 学習は以下を使用してコースに取り組む
  - 再現映像
  - シミュレーション
  - 追加のケースベースのシナリオ
- 活動の評価、結果および教育以外のフォローアップ戦略およびツールには以下が含まれる
  - 事前テスト
  - スキルテスト
  - コースの評価
- 利用可能な追加の教育ツールには以下が含まれる
  - AHA ガイドライン
  - AHA 試験
  - AHA 科学的ハイライト

パート 3

コースの継続的教育／医学生生涯教育単位の申請

AHA の教室ベースコースの一部は，継続的教育（CE）単位を提供する。トレーニングセンターは，ECC コースが可能な場合は常に CE 単位を提供することが推奨されている。

さらに，上級レベルのオンライン AHA コースの一部は医師，看護師および EMS プロフェッショナルに CE，継続的教育ユニット（CEU）または医学生生涯教育（CME）単位を提供する。

目的	以下にアクセス
継続的教育の機会	**OnlineAHA.org**
追加の専門教育の機会	**learn.heart.org**

AHA は，複数の教室ベースのプロバイダーコースに対して，Commission on Accreditation for Pre-Hospital Continuing Education（CAPCE）を通じて EMS の学生に継続的教育の時間（CEHs）を提供する契約を締結している。注意：CAPCE の認定は，内容がいかなる国，州または地域の基準またはあらゆる性質のベストプラクティスを遵守していることを示すものではない。

CAPCE の単位をすべての EMS プロフェッショナルが獲得するにあたっての契約上の義務により，トレーニングセンターは，活動を完了するすべての EMS プロフェッショナルのために AHA インストラクターネットワークで請求される情報を収集し，提出するよう求められる。AHA が CE の提供を受けるよう受講者に求めることはない。AHA は，すべての受講者が単位を必要とするわけではないこと，またはすべてのライセンス機関が単位を受け入れるわけではないことを認識している。

プロバイダーがこれらのコースの 1 つを修了した時に，トレーニングセンターはプロバイダーが単位を獲得できるようにする。

あなたの教室ベースのコースに出席している他のプロフェッショナルに CE 単位を提供したい場合，トレーニングセンターまたは雇用者とともに適切な承認機関を通じて単位を申請する必要がある。

CE 単位はコース修了カードと同じではなく，コース修了カードに代わるものでもない。詳細については，インストラクターネットワークを参照するか ECC トレーニングネットワークサポートセンターに問い合わせること。

PEARS スキル

心停止の患者を救助するには，以下に示すように，認知スキルと精神運動スキルの両方が要求される。

- 「認知スキル」には心リズムの認識，投与量とタイミングを含む薬物療法の効果，アルゴリズムの適用が含まれる。
- 「精神運動スキル」には，胸骨圧迫，人工呼吸，基本的な気道確保，ショックの管理，薬剤投与，その他のスキルが含まれる。

プロバイダーの更新

更新スケジュール

現在のPEARSコース修了カードの推奨更新期間は2年ごとである。PEARSコースの再受講に最適な方法とタイミングを確定するに足るエビデンスはないが、スキル維持およびトレーニングに関する研究では以下の点が示されている。

- BLSの知識とスキルは、最初の訓練後に急速に衰退するというエビデンスが徐々に増えている。
- 早ければ最初の訓練から数カ月でBLSスキルは低下することが研究により示されている。
- 簡潔で頻回のトレーニングセッションの効果を調べる研究では、胸骨圧迫の実施法の改善と除細動を行うまでの時間の短縮が見られる。
- さらに、追加または頻回のトレーニングを受けた受講者は、CPRの実施に対する自信と意欲が向上したと答えていることを示している。

トレーニング後にBLSスキルがすぐに衰退してしまうこと、また頻回のトレーニングを受けた受講者にスキルと自信の向上がみられることから、定期的にプロバイダーマニュアルを復習し、できるだけCPRとAEDスキルを練習するよう受講者に奨励すべきである。

パート 3

パート 4

追加の資器材

最新の科学情報

 科学技術や教育の更新は，定期的に発生する。AHA では，このような更新情報のリリース時にアクセスできるように，以下のようなリソースを提供している。

- 『ECC Beat』などの AHA インストラクターネットワーク（**www.ahainstructornetwork.org**）
- AHA Web サイト（**www.heart.org/cpr**）

蘇生ガイドラインに加えられたすべての変更情報の詳細を確認するため，AHA では各インストラクターが各自で『AHA 心肺蘇生と救急心血管治療のためのガイドラインアップデート 2015（*2015 AHA Guidelines Update for CPR and ECC*）』を購入するか，オンライン（**www.heart.org/eccguidelines**）からアクセスすることを強く推奨している。

インストラクターのトレーニングと更新

インストラクターの採用と指導	現在の AHA インストラクターがコースで指導している受講者の中には，AHA PEARS インストラクターになることを希望する人がいる可能性がある。AHA は，プロバイダーコースを無事修了した後インストラクターになることを希望するすべての受講者に対して，少し時間をとって以下の情報を伝えることを，インストラクターに奨励している。 PEARS インストラクターエッセンシャルコースでは，PEARS コースで他者に効率的に指示を出せるようになるための方法を指導する。AHA では，PEARS インストラクターエッセンシャルコースの最低年齢制限を 18 歳としている。
インストラクター候補の選考	理想的なインストラクター候補は以下の通り。 - 指導意欲がある - 学習を進める意欲がある - 受講者に，コース修了に必要なスキルを取得させることに意欲がある - 受講者の評価を，各人の知識とスキルの 1 つの改善方法として考えている

パート 4

インストラクターエッセンシャルコースの前提条件

AHA インストラクターエッセンシャルコースへの参加候補者は，以下の条件を満たしている必要がある。

- 指導を希望する訓練において現在のプロバイダーステータスを保有している
- インストラクター志望申請書（トレーニングセンターのコーディネーターから入手）への記入を完了している

インストラクターステータスの維持

インストラクターステータスは，トレーニングセンターファカルティにより更新されなければならない。下記の基準をすべて満たす，または新規インストラクターに関するすべての必要課目を修了することで，インストラクターのステータスを更新することができる。

- 現在のプロバイダーステータスを維持している。これは，現在有効なプロバイダーカードを維持している，もしくはトレーニングセンターファカルティに対して優れたプロバイダースキルを実演しかつプロバイダー試験に合格することで可能である。
- 実演による方法を選択した場合は，成功したことがインストラクター／トレーニングセンターファカルティ更新チェックリストに記録される必要がある。トレーニングセンターの判断で，または本人の希望により，新たなプロバイダーカードが発行されるが，これはAHA が義務付けているものではない。
- インストラクター資格が有効な 2 年間に 4 つの PEARS コースを指導する。
- 過去 2 年以内に必要に応じてアップデートコースに参加している。アップデートコースでは新たなコースの内容を検討し，トレーニングセンター，地域および各国の ECC に関する情報を見直すことがある。
- インストラクターとしてのステータスの期限が切れる前に，指導中にモニターされる。最初のインストラクターコース後の初めてのモニタリングは，この条件を満たすものではない。

指導要件の特別な例外

ステータスを更新するためにインストラクターが 2 年間で最低 4 コースの指導を行うという要件は，特殊な状況下で撤回または延長される場合がある。特殊な状況には以下のものが含まれる（ただし，これらに限定されるわけではない）。

- 兵役招集（インストラクターが予備兵または州兵の場合）。兵役中のモニターは，軍事訓練ネットワークファカルティメンバーがいない場合には免除されることがある。
- 病気または怪我によりインストラクターが職務あるいは指導の任務を休職する場合
- 受講者の不足またはコース教材の遅れが原因で，地域で提供できるコースが限られる場合

トレーニングセンターのコーディネーターは，リージョナルファカルティやトレーニングセンターファカルティと相談して，問題の種目の指導要件の撤回を決定する場合がある。インストラクターが通常の職務を休職する時間，教材のリリースの遅延の長さ，また指導の機会の数に対して指導を行ったコースの数を検討しなければならない。

決定をサポートするドキュメントはインストラクターのファイルに保管しなければならない。

その他の更新要件は，上記のとおり満たさなければならない。

インストラクターカードの発行

インストラクターカードはその種目の所属するトレーニングセンターにより発行される。このセンターはトレーニングやモニタリングを受けたトレーニングセンターと異なる場合がある。

すべてのインストラクターカードは2年間有効である。

新規にインストラクターになる場合：

- トレーニングのクラスルーム部分修了後6カ月以内に最初のコースを指導しているところをモニタリングされなければならない。担当種目の現在のトレーニングセンターファカルティが，プロバイダーコースまたはアップデートコースを指導しているインストラクターであるあなたをモニターする。このモニタリングのスケジュール作成はあなたの責任であり，担当のトレーニングセンターファカルティまたは担当センターのトレーニングセンターコーディネーターと協力して計画する。
- すべてのモニタリング条件を満たすことができた後，所属するトレーニングセンターからインストラクターカードを受け取る。有効期限はすべての条件を満たした月から2年間（モニタリングを含む）である。
- インストラクターID番号を受け取るため，所属するトレーニングセンターとインストラクターネットワークに登録する必要がある。この番号はカードの裏面に記載されるため，カード発行前にこの番号が必要である。インストラクターカードの受け取りに関する質問は，担当のトレーニングセンターコーディネーターまで問い合わせる。

インストラクター資格を更新する場合：

- すべての更新条件を満たし，これが記録された後，所属するトレーニングセンターから新たなインストラクターカードが発行される。すべての要件を満たしているかの確認は，自分の責任である。自身が要件を満たすことができない，または教室の所定回数を指導できないと考えた場合，有効期限が切れる「前」にトレーニングセンターコーディネーターに通知すること。例外としたり延長できる場合もある。ただしそれは，トレーニングセンターのコーディネーターの判断による。
- インストラクターネットワークに登録しなければならない。インストラクターカードの裏面にはインストラクターIDが記載されている必要があり，発行されたすべてのプロバイダーカードにはインストラクターIDが記載されていなければならない。

パート 4

パート 5

付録

PEARS プロバイダーコースの項目と場所

項目	場所
受講前教材	
インストラクターに送付する受講前文書の例	『PEARS インストラクターマニュアル』のパート 1, CPRverify のインストラクターリソース
受講者に送付する受講前文書の例	『PEARS インストラクターマニュアル』のパート 1, CPRverify のインストラクターリソース
コース日程の例	『PEARS インストラクターマニュアル』のパート 2, CPRverify のインストラクターリソース
器材リスト	『PEARS インストラクターマニュアル』のパート 1, CPRverify のインストラクターリソース
マネキン清掃の説明	『PEARS インストラクターマニュアル』のパート 1
すべてのステーション	
PEARS レッスンプラン	『PEARS インストラクターマニュアル』のパート 6
BLS 習熟度テスト	
小児に対する CPR および AED スキルテストチェックリスト, スキルテストの重要スキルの説明	『PEARS インストラクターマニュアル』の付録 A
小児に対する CPR スキルテストチェックリスト, スキルテストの重要スキルの説明	『PEARS インストラクターマニュアル』の付録 A
ケースディスカッション／シミュレーション	
インストラクターケースシナリオ／ケースシナリオのデブリーフィングツール	『PEARS インストラクターマニュアル』の付録 B
チームダイナミクスデブリーフィングツール	『PEARS インストラクターマニュアル』の付録 B, CPRverify のインストラクターリソース

（続く）

(続き)

項目	場所
アルゴリズムおよびフローチャート	
小児における体系的なアプローチアルゴリズム	『PEARS プロバイダーマニュアル』のパート 3,CPRverify のインストラクターリソース
小児に対する体系的なアプローチのまとめ	『PEARS プロバイダーマニュアル』の付録,CPRverify のインストラクターリソース
小児の呼吸器系緊急事態の管理フローチャート	『PEARS プロバイダーマニュアル』の付録
小児のショック管理フローチャート	『PEARS プロバイダーマニュアル』の付録
1 人のヘルスケアプロバイダーによる小児心停止例に対する BLS アルゴリズム—2015 年版	『PEARS プロバイダーマニュアル』のパート 2 および 13
2 人以上のヘルスケアプロバイダーによる小児心停止例に対する BLS アルゴリズム—2015 年版	『PEARS プロバイダーマニュアル』のパート 2 および 13
小児のバイタルサイン	『PEARS プロバイダーマニュアル』の付録
評価用紙	
コースの評価	CPRverify

付録 A

スキルテストチェックリスト

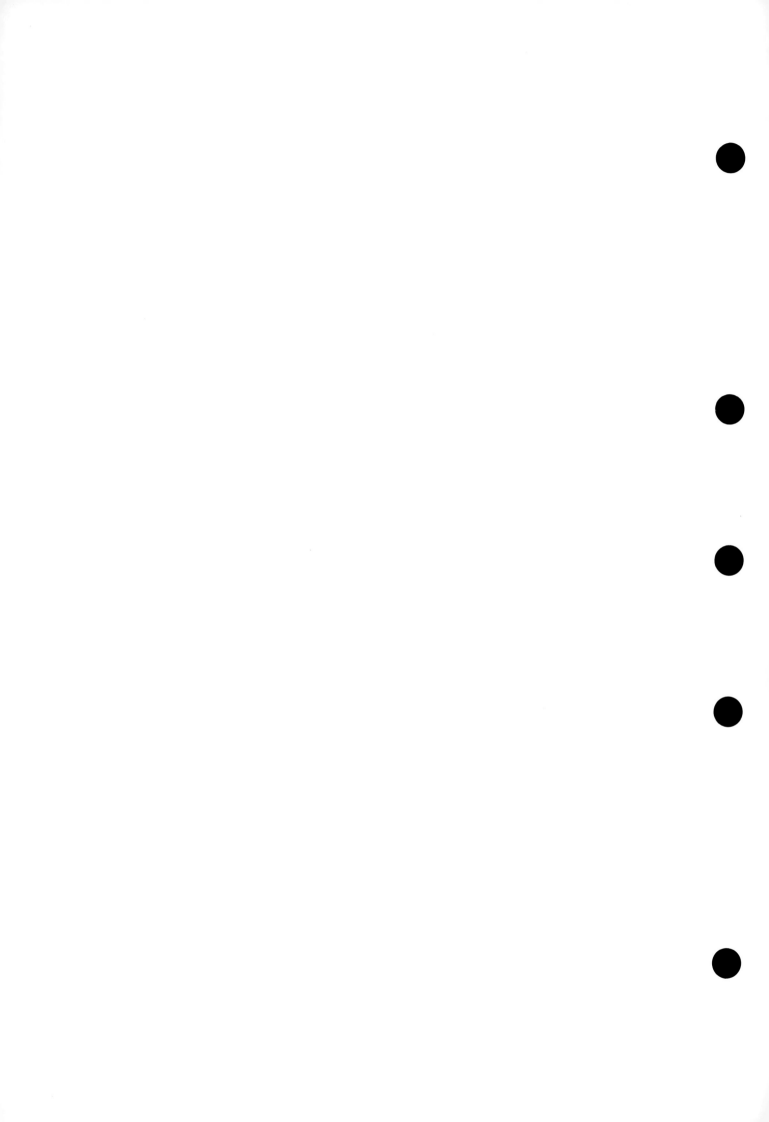

PEARS® 小児に対する CPR および AED スキルテストチェックリスト

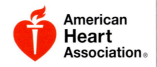
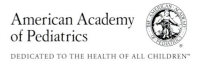

受講者氏名 _____　試験日 _____

院内シナリオ：「あなたは病院または診療所で勤務しており，廊下で突然卒倒した小児を目撃しました。そこで現場が安全であることを確認し，患者に近付きました。次に何をすべきかを示してください。」

病院搬送前のシナリオ：「あなたは呼吸をしていない小児がいる現場に到着しました。バイスタンダーによる CPR は実施されていません。現場に近付き，安全であることを確認しました。次に何をすべきかを示してください。」

評価および通報
- ☐ 反応を確認する
- ☐ 大声で助けを呼ぶ／救急対応システムに通報する／AED を取りに行ってもらう
- ☐ 呼吸を確認する
- ☐ 脈拍を確認する

受講者が大声で助けを呼んだら，インストラクターは「ここに感染防護具があります。AED は私が取りに行きます」と言う。

CPR のサイクル 1（30：2） *正確さを期すため，CPR フィードバック装置の使用が望ましい

小児胸骨圧迫
- ☐ 質の高い胸骨圧迫を実行する*。
  - 胸骨の下半分に手を置く
  - 15 秒以上 18 秒以内に 30 回の圧迫を行う
  - 胸部の厚みの 1/3 以上，約 5 cm（約 2 インチ）の深さまで圧迫する
  - 圧迫を行うたびに胸郭が完全に元に戻るまで待つ

小児の人工呼吸
- ☐ 感染防護具を使用して 2 回の人工呼吸を行う。
  - 1 回の人工呼吸に少なくとも 1 秒かける
  - 1 回の人工呼吸ごとに目に見える胸の上がりを確認する
  - 10 秒以内に圧迫を再開する

CPR のサイクル 2（サイクル 1 の手順を繰り返す）　手順を正しく実行した場合のみボックスをチェックする
- ☐ 圧迫　☐ 人工呼吸　☐ 10 秒以内に圧迫を再開

救助者 2 が「AED を持ってきました。圧迫は私が引き継ぎますから，AED を使用してください」と言う。

AED（AED の指示に従う）
- ☐ AED の電源を入れる
- ☐ パッドを正しく装着する
- ☐ 解析のために傷病者から離れる
- ☐ 安全に電気ショックを実行できるように傷病者から離れる
- ☐ 安全に電気ショックを実行する

胸骨圧迫の再開
- ☐ ショック施行後，ただちに胸骨圧迫を再開する
  - 受講者が胸骨圧迫を再開するようにインストラクターに指示するまたは
  - 受講者が胸骨圧迫を再開する

テスト終了

インストラクター向けの注意事項
- 受講者が正しく実行した各手順の横にあるボックスに ✓ マークを付ける。
- 受講者が 1 つでも手順を正しく実行できなかった場合（空白のボックスが 1 つ以上存在する場合），その受講者は補習を受ける必要がある。どのスキルについて補習が必要かは，ここにメモを残しておくこと（補習の詳細についてはインストラクターマニュアルを参照）。

テスト結果	「合格」または「要補習」を丸で囲み，合格なのか補習が必要なのかを示す。	合格	要補習

インストラクターのイニシャル _____　インストラクター番号 _____　日付 _____

© 2018 American Heart Association

PEARS®
小児に対する CPR および AED スキルテストの重要スキルの説明

1. **最大でも 30 秒以内に傷病者を評価して救急対応システムに通報する（これは必ず胸骨圧迫を開始する前に実行する）。現場の安全を確認したら，以下を実行する。**
   - 軽くたたいて大きな声で呼びかけ，反応を確認する
   - 大声で助けを呼ぶか，助けを呼ぶよう人に指示し，AED／除細動器を入手する
   - 呼吸をしていないか，あるいは正常な呼吸をしていないか（死戦期呼吸のみ）を確認する
     - 5 秒以上 10 秒以内で頭部から胸部にかけて確認する
   - 頸動脈の脈拍をチェックする
     - 呼吸の確認と同時に実施してもかまわない
     - 最低 5 秒間観察する。10 秒以上かけてはならない

2. **質の高い胸骨圧迫を実施する（心停止を認識したら，ただちに胸骨圧迫を開始する）**
   - 正しい手の位置
     - 胸骨の下半分
     - 両手（一方の手の上にもう一方を重ねるか，最初に置いた手の手首をつかむ）または片手を使用
   - 圧迫のテンポ 100〜120 回/分
     - 15〜18 秒で圧迫 30 回
   - 圧迫の深さと胸郭の戻り：胸部の厚みの 1/3 以上，約 5 cm
     - 市販のフィードバック装置または忠実度が高いマネキンの使用が強く推奨される
     - 圧迫を行うたびに胸郭が元に戻るまで待つ
   - 胸骨圧迫の中断を最小限に抑える
     - 1 つのサイクルの最後の圧迫から次のサイクルの最初の圧迫までの経過時間が 10 秒未満になるように，2 回の人工呼吸を行う
     - ショック後，あるいはショック適応ではないと確認された後，ただちに圧迫を再開する

3. **感染防護具を使用して 2 回の人工呼吸を行う**
   - 気道を十分に確保する
     - 頭部後屈−あご先挙上法，または下顎挙上法を使用する
   - 1 回の人工呼吸は 1 秒かけて行う
   - 人工呼吸は胸の上がりを目視できるように行う
   - 過換気を避ける
   - 10 秒以内に胸骨圧迫を再開する

4. **2 サイクル目の圧迫と人工呼吸を同じ手順で実施する**

5. **AED の使用**
   - AED の電源を入れる
     - AED が到着したら，ただちにボタンを押すか蓋を開けて電源を入れる
   - パッドを正しく装着する
     - 傷病者の年齢に応じた適切なサイズのパッドを，正しい位置に配置する
   - 解析のために傷病者から離れる
     - AED で心リズムを解析できるように，すべての救助者が傷病者から離れるようにする（器具によっては，解析ボタンを押す）
     - 他のすべての救助者に対して，傷病者に触れないように明確に伝える
   - 安全に電気ショックを実行できるように傷病者から離れる
     - 他のすべての救助者に対して，傷病者に触れないように明確に伝える
   - 電気ショックを実行する
     - ショック施行後，ただちに胸骨圧迫を再開する
     - CPR 中は AED の電源を切ってはならない

6. **胸骨圧迫を再開する**
   - 電気ショックの実施直後から質の高い胸骨圧迫を再開する
   - 同じ手順で圧迫を繰り返す

PEARS® 乳児に対する CPR スキルテストチェックリスト （1/2）

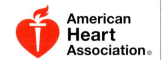
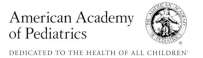

受講者氏名 _____   試験日 _____

院内シナリオ：「あなたは病院または診療所で勤務しています。そこへ，乳児を抱いた女性が走りこんできました。「助けてください！この子が呼吸していないんです」と叫んでいます。あなたは手袋とポケットマスクを持っています。あなたは同僚に頼んで緊急通報をしてもらい，緊急用の器具を取ってきてもらいます。」

病院搬送前のシナリオ：「あなたは呼吸をしていない乳児がいる現場に到着しました。バイスタンダーによる CPR は実施されていません。現場に近付き，安全であることを確認しました。次に何をすべきかを示してください。」

評価および通報
- ☐ 反応を確認する
- ☐ 大声で助けを呼ぶ／救急対応システムに通報する
- ☐ 呼吸を確認する
- ☐ 脈拍を確認する

受講者が大声で助けを呼んだら，インストラクターは「ここに感染防護具があります」と言う。

CPR のサイクル 1（30：2） *正確さを期すため，CPR フィードバック装置の使用が望ましい

乳児の胸骨圧迫
☐ 質の高い胸骨圧迫を実行する*。
- 乳児の胸郭の乳頭間線のすぐ下に 2 本の指を置く
- 15 秒以上 18 秒以内に 30 回の圧迫を行う
- 胸部の厚みの 1/3 以上，約 4 cm（約 1.5 インチ）の深さまで圧迫する
- 圧迫を行うたびに胸郭が完全に元に戻るまで待つ

乳児の人工呼吸
☐ 感染防護具を使用して 2 回の人工呼吸を行う。
- 1 回の人工呼吸に少なくとも 1 秒かける
- 1 回の人工呼吸ごとに目に見える胸の上がりを確認する
- 10 秒以内に圧迫を再開する

CPR のサイクル 2（サイクル 1 の手順を繰り返す）　手順を正しく実行した場合のみボックスをチェックする
- ☐ 圧迫
- ☐ 人工呼吸
- ☐ 10 秒以内に圧迫を再開

救助者 2 がバッグマスク器具を持って到着したら，人工呼吸を開始する。その間，救助者 1 は，胸郭包込み両母指圧迫法による圧迫を継続する。

CPR のサイクル 3

救助者 1：乳児の胸骨圧迫
☐ 質の高い胸骨圧迫を実行する*：
- 胸郭包み込み両母指圧迫法で 15 回圧迫する
- 7 秒以上 9 秒以内に 15 回の圧迫を行う
- 胸部の厚みの 1/3 以上，約 4 cm（約 1.5 インチ）の深さまで圧迫する
- 圧迫を行うたびに胸郭が完全に元に戻るまで待つ

救助者 2：乳児の人工呼吸
この救助者は評価しない。

（続く）

© 2018 American Heart Association

PEARS®
乳児に対する CPR スキルテストチェックリスト（2/2）

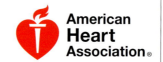
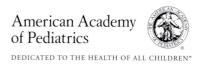

受講者氏名 _____ 試験日 _____

（続き）

CPR のサイクル 4

救助者 2：乳児の胸骨圧迫
この救助者は評価しない。

救助者 1：乳児の人工呼吸
☐ バッグマスク器具を使用して 2 回の人工呼吸を行う。
- 1 回の人工呼吸に少なくとも 1 秒かける
- 1 回の人工呼吸ごとに目に見える胸の上がりを確認する
- 10 秒以内に圧迫を再開する

テスト終了

インストラクター向けの注意事項
- 受講者が正しく実行した各手順の横にあるボックスに ✓ マークを付ける。
- 受講者が 1 つでも手順を正しく実行できなかった場合（空白のボックスが 1 つ以上存在する場合），その受講者は補習を受ける必要がある。どのスキルについて補習が必要かは，ここにメモを残しておくこと（補習の詳細についてはインストラクターマニュアルを参照）。

テスト結果	「**合格**」または「**要補習**」を丸で囲み，合格なのか補習が必要なのかを示す。	合格	要補習

インストラクターのイニシャル _____ インストラクター番号 _____ 日付 _____

© 2018 American Heart Association

PEARS®
乳児に対する CPR
スキルテストの重要スキルの説明

1. **最大でも 30 秒以内に傷病者を評価して救急対応システムに通報する（これは必ず胸骨圧迫を開始する前に実行する）。現場の安全を確認したら，以下を実行する。**
   - 軽くたたいて大きな声で呼びかけ，反応を確認する
   - 大声で助けを呼ぶか，助けを呼ぶよう人に指示し，緊急用の器具を入手する
   - 呼吸をしていないか，あるいは正常な呼吸をしていないか（死戦期呼吸のみ）を確認する
     – 5 秒以上 10 秒以内で頭部から胸部にかけて確認する
   - 上腕動脈の脈拍をチェックする
     – 呼吸の確認と同時に実施してもかまわない
     – 最低 5 秒間観察する。10 秒以上かけてはならない

2. **1 人法の CPR 中に質の高い胸骨圧迫を実施する（心停止を判定してから 10 秒以内に圧迫を開始する）**
   - 胸部中央の正しい位置に手または指を置く
     – 救助者が 1 人の場合：乳頭間線のすぐ下に 2 本の指を置く
   - 圧迫のテンポ 100～120 回/分
     – 15～18 秒で圧迫 30 回
   - 年齢に応じた十分な深さ
     – 乳児：胸部の厚みの少なくとも 1/3（約 4 cm）
     – 市販のフィードバック装置または忠実度が高いマネキンの使用が強く推奨される
   - 圧迫を行うたびに胸郭が元に戻るまで待つ
   - 年齢と救助者の数に応じた適切な比率
     – 救助者が 1 人の場合：胸骨圧迫 30 回に対し人工呼吸 2 回
   - 胸骨圧迫の中断を最小限に抑える
     – 1 つのサイクルの最後の圧迫から次のサイクルの最初の圧迫までの経過時間が 10 秒未満になるように，2 回の人工呼吸を行う

3. **2 人法の CPR を実施する間，バッグマスク器具で効果的な人工呼吸を行う**
   - 気道を十分に確保する
   - 1 回の人工呼吸は 1 秒かけて行う
   - 人工呼吸は胸の上がりを目視できるように行う
   - 過換気を避ける
   - 10 秒以内に胸骨圧迫を再開する

4. **（この評価のために出される）インストラクターの指示に従い，適切な間隔で圧迫担当を交代する交代に 5 秒以上かけてはならない。**

5. **救助者 2 人体制の CPR を実施する際，質の高い胸骨圧迫を行う**
   - 胸部中央の正しい位置に手または指を置く
     – 救助者が 2 人の場合：乳頭間線のすぐ下で胸郭包み込み両母指圧迫を行う
   - 圧迫のテンポ 100～120 回/分
     – 7～9 秒で圧迫 15 回
   - 年齢に応じた十分な深さ
     – 乳児：胸部の厚みの少なくとも 1/3（約 4 cm）
   - 圧迫を行うたびに胸郭が元に戻るまで待つ
   - 年齢と救助者の数に応じた適切な比率
     – 救助者が 2 人の場合：胸骨圧迫 15 回に対し人工呼吸 2 回
   - 胸骨圧迫の中断を最小限に抑える
     – 1 つのサイクルの最後の圧迫から次のサイクルの最初の圧迫までの経過時間が 10 秒未満になるように，2 回の人工呼吸を行う

付録 B

インストラクターケースシナリオ およびデブリーフィングツール

ケースシナリオの準備

コース詳細の特定

「総まとめ」の目標は，少なくとも 8 つのシナリオシチュエーションを使って，受講者にチームとして取り組む機会を与えることにある。受講者がコース全般で提示された器具やスキルを使用することが不可欠である。各シナリオでは 1 人の受講者に，傷病者のいる現場に最初に到着する役を依頼する。シナリオが進むにつれ，インストラクターは受講者が尋ねる傷病者の状態について情報を提供する。これは「実際の」ケースシナリオのシミュレーションとなる。最初に到着するプロバイダー（受講者）は小児評価のトライアングルから始めることが期待される。最初に到着するプロバイダーが助けを呼んだ時は，他のチームメンバーが到着して補助する。

- 受講者に，小児評価のトライアングルの実施には「3 歩のアプローチ」を使用するよう促す。1 歩目は診察室の入り口から患者の外見を観察する。2 歩目は患者の呼吸仕事量を観察する。最後の 3 歩目で患者の皮膚の色と循環を観察する。「ベッドサイド」にたどり着くまでに，初期評価の判定をして患者が早急な介入を必要としているかどうかの判断を終えている必要がある。

各シミュレーション中に，受講者は以下を行う必要がある。

- 最初に到着するプロバイダー：
  - 小児評価のトライアングルを使用してシミュレーションの患者を評価し，一次評価を開始する
- 最初に到着するプロバイダーと援助者：
  - 一次評価が完了していない場合は補佐する
  - 致死的な緊急事態を判定し，ただちに介入して是正する
  - 小児の問題のタイプ（呼吸器，循環器，または両方）と重症度を判定する
  - **器具の実践的な使用とシミュレーション患者への配置によって介入を実施する**
  - 「評価－判定－介入」の手順を使用して介入および追加介入の必要性の評価を実演する
- 最初に到着するプロバイダー：
  - **各シナリオの最後に，インストラクターまたは患者の処置を引き継ぐプロバイダー役を受け持つ受講者に簡潔な報告（引き継ぎ）をする**

すべてのケースシナリオについては『PEARS インストラクターマニュアル』を参照のこと。

報告（引き継ぎ）

次にやって来る介護者に状況を簡潔に説明することは，処置の継続性において不可欠であり，特に急性疾患または外傷のある患者には重要である。この報告は，通常は最初に現場に到着した人物が行う。ナースコールに対応した病棟の看護師が迅速対応チームやコードチームに，養護教諭が救急隊員に，診療所の看護師が主治医や救急隊員に，といった例が考えられる。この報告では事象の詳細を説明するという点に留意すること。患者に何が起きたのか，どのような救命処置が行われたのかについて，自分なら「今すぐに」何を知りたいかを考えてみる。新しいチームメンバーが現場に到着するたびにこの報告を何度もすることになるのを覚悟しておく。**この情報を伝達する方法はいくつもある。次の段階の治療担当者への報告に一般的に使用される形式の例については，「評価－判定－介入」の項を参照のこと。**

「評価-判定-介入」の手順	何が起きたのか(「8歳の小児,野球バットによる頭部打撲」) • **評価** (「覚醒しているが混迷しており,大きな卵型の腫れが額にあり,頭痛を訴えている。他に一次評価の所見なし」) • **判定**,または主訴(「頭部損傷」) • **介入** (「鼻カニューレによる酸素投与,頭部に氷嚢」)
時系列	1. 到着時に分かったこと(「8歳の小児,野球バットによる頭部打撲」) 2. 小児評価のトライアングルおよび一次評価を使用した身体診察により判明したこと(「覚醒しているが混迷しており,大きな卵型の腫れが額にあり,頭痛を訴えている。他に一次評価の所見なし」) 3. 実施した治療(「鼻カニューレによる酸素投与,頭部に氷嚢」) 4. 評価の変化(「小児の傾眠が進んでいる」)

PEARS ケースシナリオ 1
上気道閉塞
（小児，軽度～中等度の呼吸障害）

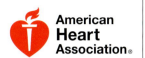

シナリオの導入
（現場に最初に到着する人に指名した受講者を「入り口」に立たせ，初期評価をさせてからベッドサイドの一次評価を行わせる）
病院搬送前： パートナーが器具を集めている間に，家の中へ 1 人で入った。1 歳の女児が呼吸困難の状態にある。
保健室： 呼吸困難の 1 歳の女児を母親が保健室に連れてきた。
診療所： 母親が 1 歳の女児を呼吸困難のため診療所に連れてきた。受付にいるのはあなた 1 人である。
一般病棟： ナースコールに応答すると，呼吸障害で入院した 1 歳の女児が呼吸困難に陥っている。

バイタルサイン	
心拍数	154 回/分
血圧	85/43 mm Hg
呼吸数	54 回/分
SpO₂	室内空気で 94 %
体温	37.8°C（100°F）
体重	10 kg
年齢	1 歳

シナリオの概要と要件

シナリオの概要
このシナリオの要点は，軽度の上気道閉塞（クループ）に起因する軽症～中等症の呼吸障害の迅速な認識と管理である。小児のベースラインは覚醒状態だが，刺激による興奮の進展，呼吸努力の増加の徴候，散発的な犬吠様咳嗽，刺激による喘鳴はすべて，処置を最小限にして小児が楽な姿勢（親の膝の上など）を保てるようにする必要性を示している。管理には，酸素投与，アドレナリン噴霧吸入，経口デキサメタゾン投与が含まれ，頻回の再評価と高度医療機関への搬送準備を伴う。

シナリオ固有の要件
- **上気道閉塞による軽度～中等度の呼吸障害の自他覚症状の判定：** このシナリオでは，徴候として呼吸数および呼吸努力の増加，犬吠様咳嗽，興奮，刺激による喘鳴などが挙げられる。
- **小児に対する刺激の最小化および小児に楽な体位をとらせることの重要性の認識：** このシナリオでは，プロバイダーは臨床検査のための不必要な静脈穿刺を避け，静脈路を確保しないこと。
- **軽度の上気道閉塞に対する正しい介入の実施：** このシナリオでは，介入として酸素供給，アドレナリン噴霧吸入，デキサメタゾン投与（軽度～中等度の呼吸障害の小児には経口投与適応）が含まれる。
- **各介入への患者の反応を判定するための頻回の再評価**

評価—初期評価（第一印象）（小児評価のトライアングル） → 判定 → 介入

外見
- 意識はあり，知らない人が近づくと不安がる。保護者の腕の中で背筋を伸ばして座っている

呼吸
- 呼吸数増加，呼吸努力亢進。刺激時（非安静時）に散発的な甲高い吸気音を伴う喘鳴

循環
- 蒼白

判定
- 呼吸障害

介入
- 可能であれば，フェイスマスクまたは「ブローバイ」による 100 % 酸素投与
- 小児に心電図モニターを装着する。
- パルスオキシメータを装着する。
- 小児に楽な姿勢（保護者の膝の上）に保つ。

評価—一次評価 → 判定 → 介入

- **初期バイタルサイン：** 心拍数 154 回/分，呼吸数 54 回/分，室内空気で SpO₂ 94 %，血圧 85/43 mm Hg，体温 37.8°C（100°F），体重 10 kg
- **気道（Airway）：** 刺激時（非安静時）に散発的な甲高い吸気音を伴うかすかな喘鳴
- **呼吸（Breathing）：** 蒼白，呼吸数 54 回/分，規則的な呼吸パターン，呼吸努力の増加（軽度の肋骨下および肋骨間陥没を伴う），鼻翼呼吸，正常な胸郭拡張，聴診で上気道からの呼吸音の伝達および空気流入は良好，室内空気で SpO₂ 94 %，100 % の吸気酸素投与後は 99 % に改善
- **循環（Circulation）：** 口唇は薄いピンク色，皮膚は体幹と四肢で温かい，中枢および末梢脈拍は強い，心拍数 154 回/分，血圧 85/43 mm Hg，毛細血管再充満時間 2 秒
- **神経学的評価（Disability）：** 小児は声に反応，知らない人が近づくとより興奮する，瞳孔チェックは延期
- **全身観察（Exposure）：** 体温 37.8°C（100°F），体重 10 kg

判定
- 軽度～中等度の呼吸障害
- 上気道閉塞

介入
- 小児が楽な姿勢（保護者の膝の上）のまま処置を続行する。
- 酸素への反応を評価する，吸気酸素量を調節して飽和度 94～99 % を維持する。
- アドレナリンの噴霧吸入を行う。
- アドレナリン噴霧吸入への反応を評価する。
- 副腎皮質ステロイド薬を経口投与する（デキサメタゾン等）。
- 高度医療従事者に処置を引き継ぐ。
- 臨床検査のための静脈穿刺など痛みを伴う処置は避ける。

© 2018 American Heart Association

評価―一次評価	判定	介入
アドレナリン噴霧吸入後の再評価 • **バイタルサイン**：心拍数 164 回/分，呼吸数 40 回/分，室内空気で SpO_2 は 99 %を維持 • 気道（**A**irway）：体を動かしたり泣いたりしても喘鳴は聞き取れない • 呼吸（**B**reathing）：陥没の減少，鼻翼呼吸なし，両側の良好な気流の継続 • 循環（**C**irculation）：アドレナリン噴霧吸入直後の心拍数は 164 回/分，15 分以内に 148 回/分に減少，血圧および循環は変化なし • 神経学的評価（**D**isability）：意識あり，母親の腕の中で落ち着いている		• 高度医療従事者による評価を終えるまで静脈路確保は延期 • この時点では小児の経口摂取を制限する。

各介入の後に再評価―判定―介入を行う。

デブリーフィングツール
PEARS ケースシナリオ 1
小児, 軽度〜中等度の呼吸障害

デブリーフィングの一般原則

- 下表を使ってデブリーフィングを指導する。また, チームダイナミクスデブリーフィングツールも参照すること。
- デブリーフィングは 3〜5 分間とする。
- すべての学習目標を取り扱う。
- デブリーフィングの最後で覚えておくべき重要な事項を要約する。
- **奨励事項:** 受講の自省と参加者全員の取り組み。
- **避けるべきこと:** 講義のような解説, 回答が限定された質問をすること, 話し合いでインストラクターばかりが話すこと

行動	収集	分析	要約
- ABCDE およびバイタルサインの評価を指示する - 酸素を投与する - 心電図モニターおよびパルスオキシメータを装着する - 軽度〜中等度の呼吸障害を伴う軽度の上気道閉塞の徴候を認識する - 小児に楽な体位をとらせる, 酸素供給, アドレナリン噴霧吸入, デキサメタゾンの経口投与など, 軽度の上気道閉塞に対する適切な初期管理を行う - 小児の再評価を頻回に行い, 介入への反応を評価し, 悪化の徴候を注意深く監視する - 小児の経口摂取を制限する - 必要に応じて小児を高度医療機関に搬送する	**受講者による観察** - あなたの視点から各イベントについて説明してもらえますか? - この処置をどの程度上手に実施できたと思いますか? - シナリオのそれぞれのイベントを振り返ってもらえますか (計時者/記録者に対しての指示)? - 改善の余地がある点は何ですか? - チームとしてうまくいった点は何ですか? **インストラクターによる観察** - 私は○○に気がつきました。 - 私は○○を観察しました。 - 私は○○を見ました。	**適切に実施できた点 (許容される行動)** - どのようにして○○を実施できたのですか? - なぜ○○を実施できたと思いますか? - ○○をどのように実施したのか, もう少し詳しく説明してください。 **改善が必要な点 (許容されない行動)** - なぜ○○が起きたと思いますか? - ○○はどのようにして改善したら良いと思いますか? - ○○をしているとき, 何を考えていましたか? - ○○ができなかったのはなぜですか?	**受講者主導の要約** - あなたが学んだ重要事項は何ですか? - 重要な点を誰かまとめてくれますか? - 覚えておくべき重要な事項は何ですか? **インストラクター主導の要約** - 学習した内容をまとめてみましょう··· - 学習した内容は, このように思います··· - 覚えておくべき重要な事項は··· - このシナリオでは, 小児は上気道閉塞を解除するための介入後, 若干改善しました。悪化の徴候およびバッグマスク換気の適応の可能性を示すものは何ですか? (解答: 呼吸数が非常に高いまたは不十分, または不規則な呼吸パターン, 空気の流入の減少, 反応の鈍化, 低酸素血症またはチアノーゼの進展)

PEARS ケースシナリオ 2
下気道閉塞
（小児, 軽度～中等度の呼吸障害）

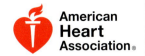

シナリオの導入
（現場に最初に到着する人に指名した受講者を「入り口」に立たせ, 初期評価をさせてからベッドサイドの一次評価を行わせる）
病院搬送前：学校の校庭で呼吸困難状態の9歳女児に対応する。パートナーが器具を集める間に1人で患者に近づく。
保健室：9歳女児が呼吸困難を訴えて保健室に来た。教師は, 女児がソフトボールをしている最中に呼吸困難を訴え始めたと語った。
診療所：9歳の女児が呼吸困難のため父親に連れてこられた。
一般病棟：保護者の助けを求める声に対応すると, 最近入院した9歳女児が呼吸困難状態に陥っている。

バイタルサイン

心拍数	160 回/分
血圧	115/72 mm Hg
呼吸数	40 回/分
SpO_2	室内空気で 95 %
体温	37.2℃ (99.0℉)
体重	28 kg
年齢	9 歳

シナリオの概要と要件

シナリオの概要
このシナリオの要点は, 軽度の下気道閉塞（喘息）に起因する軽症～中等症の呼吸障害の認識である。このシナリオでは, 徴候として呼吸数および呼吸努力の増加, 呼気時間の延長, 呼気性喘鳴などが挙げられる。適切な初期介入には, 酸素, サルブタモール-イプラトロピウム噴霧吸入, 副腎皮質ステロイド薬の投与が含まれる。専門医に相談するタイミングの認識もこのシナリオの重要な指導ポイントである。

シナリオ固有の要件
- **下気道閉塞による軽度～中等度の呼吸障害の自他覚症状の判定**：このシナリオでは, 徴候として呼吸数および呼吸努力の増加, 呼気時間の延長, 呼気性喘鳴などが挙げられる。
- **下気道閉塞に対する適切な初期介入の実施**：このシナリオでは, 介入として, 酸素, サルブタモール-イプラトロピウム噴霧吸入, 副腎皮質ステロイド薬の投与が含まれる。
- **喘息のある小児が初期介入に反応しない場合に早期に専門医に相談することの重要性についての話し合い**：この小児は喘息の増悪により集中治療室に入院した既往歴があるため, 早期に専門医に相談することも推奨される。

評価—初期評価（第一印象） （小児評価のトライアングル）	判定	介入
外見 • 不安, 意識あり, 三点支持姿勢で座っている **呼吸** • 呼気相の延長を伴う努力性呼吸, 肋骨間陥没, 散発的な喘鳴が聞き取れる **循環** • 正常な皮膚の色, 口唇および爪床はピンク	• 即時介入が必要 • 呼吸障害 — 下気道閉塞	• 救急対応システムに通報する。 • フェイスマスクを使用して100％酸素を投与する。 • 小児に心電図モニターを装着する。 • パルスオキシメータを装着する。

評価—一次評価 気道, 酸素化, 換気の補助に必要な評価に重点を置く	判定	介入
• **初期バイタルサイン**：心拍数160回/分, 呼吸数40回/分, 室内空気でSpO_2 95 %, フェイスマスクを使用した100 %酸素投与により99 %に改善, 血圧115/72 mm Hg, 体温37.2℃ (99.0℉) • **気道（Airway）**：開通 • **呼吸（Breathing）**：呼気相の延長, 肋骨間陥没, 胸郭拡張減少, 喘鳴が辛うじて聞き取れる, すべての肺野で気流／呼吸音の減少, 聴診により最小限の呼気性喘鳴が聞き取れる, 呼吸数40回/分, 100 %酸素投与でSpO_2 99%, 質問には3～4語の文で答える • **循環（Circulation）**：口唇と爪床は薄いピンク色, 中枢および末梢脈拍は強い, 心拍数160回/分, 血圧115/72 mm Hg, 毛細血管再充満時間2秒	• 喘息の急性憎悪	• ただちに噴霧器によるサルブタモール-イプラトロピウムの投与を開始する。 • 副腎皮質ステロイド薬を投与する（経口／静注）。 • 小児に楽な体位をとらせ, 必要に応じてこの体位を補助する。 • 必要に応じて噴霧器による治療を繰り返す。 • 継続的に気道, 呼吸, および循環を再評価する。 • 専門医に相談し, 集中治療室への入院も考慮する。

© 2018 American Heart Association

評価−一次評価 気道，酸素化，換気の補助に必要な評価に重点を置く	判定	介入
神経学的評価（*D*isability）および全身観察（*E*xposure）の評価は延期し，サルブタモール-イプラトロピウムの噴霧器による即時投与を確実に実施する。 • 神経学的評価（*D*isability）：**A**VPU（意識清明[Alert]，声[Voice]，痛み[Painful]，意識なし[Unresponsive]）小児反応スケールで意識清明，瞳孔チェックは延期，ベッドサイド血糖値は 100 mg/dL，小児は 3〜4 語文でやり取りしている • 全身観察（*E*xposure）：体温 37.2°C（99.0°F），ただちに視認できる外傷，発疹，点状出血，紫斑なし，体重 28 kg **サルブタモール-イプラトロピウムの噴霧器による投与後に再評価** • **バイタルサイン：**心拍数 165 回/分，呼吸数 36 回/分，フェイスマスクを使用した 100 %酸素投与により SpO$_2$ 99 %，血圧と体温は変化なし • 気道（*A*irway）：変化なし • 呼吸（*B*reathing）：呼気相の延長，肋骨間陥没はほとんど見えない，効果的な両側の胸郭拡張，喘鳴は聞き取れない，聴診により，気流の改善と呼気喘鳴音が大きくなったことが認められる，呼吸数 36 回/分，100 %酸素投与により SpO$_2$ 99 %，完全な文で話すようになる • 一次評価の残りの項目は変化なし		• 患者の状態が悪化した場合（例えば，気流の著しい減少および反応の鈍化を伴う低酸素血症）に備えて 100 %酸素によるバッグマスク換気を行う準備をしておくこと。

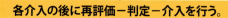

各介入の後に再評価−判定−介入を行う。

デブリーフィングツール
PEARS ケースシナリオ 2
小児, 軽度～中等度の呼吸障害

デブリーフィングの一般原則

- 下表を使ってデブリーフィングを指導する。また, チームダイナミクスデブリーフィングツールも参照すること。
- デブリーフィングは 3～5 分間とする。
- すべての学習目標を取り扱う。
- デブリーフィングの最後で覚えておくべき重要な事項を要約する。
- **奨励事項:** 受講の自省と参加者全員の取り組み。
- **避けるべきこと:** 講義のような解説, 回答が限定された質問をすること, 話し合いでインストラクターばかりが話すこと

行動	収集	分析	要約
- ABC およびバイタルサインの評価を指示する - 心電図モニターおよびパルスオキシメータを装着する - 下気道閉塞に起因する軽度～中等度の呼吸障害を認識する - 100 %酸素を投与し, 酸素正常状態（94～99 %）を維持するため必要に応じて調整する - 噴霧器によるサルブタモール-イプラトロピウムの投与を開始する - 血管路確保を指示する - 副腎皮質ステロイド薬の投与を指示する - 各介入後に患者を再評価する（特に噴霧器による治療の後） - 患者がさらに安定するまで, 詳細な神経学的評価と全身観察は延期する - 専門医に相談する	**受講者による観察** - あなたの視点から各イベントについて説明してもらえますか？ - この処置をどの程度上手に実施できたと思いますか？ - シナリオのそれぞれのイベントを振り返ってもらえますか（計時者／記録者に対しての指示）？ - 改善の余地がある点は何ですか？ - チームとしてうまくいった点は何ですか？	**適切に実施できた点** **（許容される行動）** - どのようにして○○を実施できたのですか？ - なぜ○○を実施できたと思いますか？ - ○○をどのように実施したのか, もう少し詳しく説明してください。	**受講者主導の要約** - あなたが学んだ重要事項は何ですか？ - 重要な点を誰かまとめてくれますか？ - 覚えておくべき重要な事項は何ですか？
	インストラクターによる観察 - 私は○○に気がつきました。 - 私は○○を観察しました。 - 私は○○を見ました。	**改善が必要な点** **（許容されない行動）** - なぜ○○が起きたと思いますか？ - ○○はどのようにして改善したら良いと思いますか？ - ○○をしているとき, 何を考えていましたか？ - ○○ができなかったのはなぜですか？	**インストラクター主導の要約** - 学習した内容をまとめてみましょう… - 学習した内容は, このように思います… - 覚えておくべき重要な事項は… - 噴霧器による治療によって小児の下気道閉塞が解除されると, 聞き取れる喘鳴が消え, 気流が改善されることに注意する。これにより下気道の気流が改善されるため, 聴診において大きな喘鳴がはっきり聞こえるようになる。 - ［シナリオで重要な点に対応しなかった場合, ここでコメントする。例:「このシナリオの患者にはバッグマスク換気は不要でした。もしバッグマスク換気が必要だった場合, 下気道閉塞のある患者に対してどのように換気を調整しますか？（解答：比較的遅い呼吸と呼気時間の延長。）］ - 情報のポイントとして, 喘息憎悪による集中治療室入院の既往歴のある喘息の患者は合併症のリスクが高いため, 早期に専門家に相談することが推奨される。

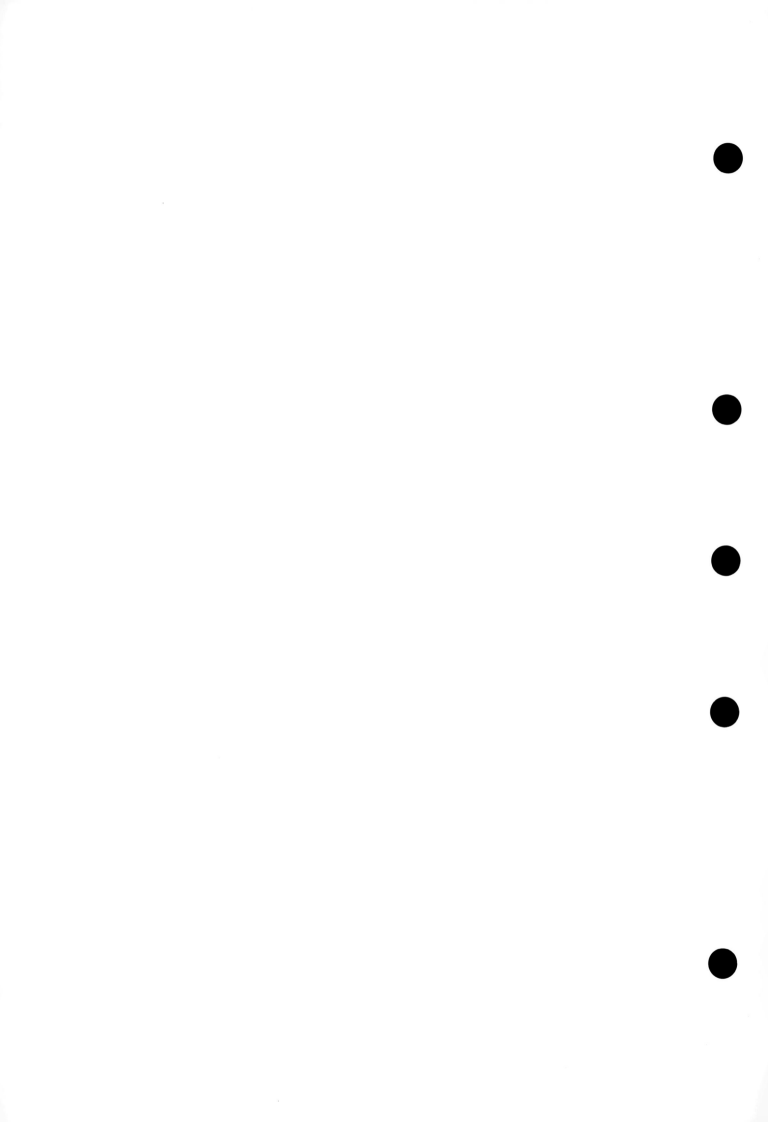

PEARS ケースシナリオ 3
肺組織疾患
（小児，重度の呼吸障害）

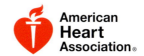

シナリオの導入
（現場に最初に到着する人に指名した受講者を「入り口」に立たせ，初期評価をさせてからベッドサイドの一次評価を行わせる）
病院搬送前：デイケアセンターに到着し，パートナーが器具とストレッチャーを取りに行く間に患者の処置を進める。2歳男児が高熱と呼吸困難を呈している。
保健室：2歳男児が高熱と呼吸困難のためデイケアセンターの保健室に運ばれてきた。
診療所：両親が高熱と呼吸困難を呈する2歳男児を診療所に連れてきた。
一般病棟：ナースコールに応答すると，入院したばかりの2歳男児が高熱と呼吸困難に陥っている。

バイタルサイン	
心拍数	180 回/分
血圧	102/70 mm Hg
呼吸数	40 回/分
SpO₂	室内空気で 76 %
体温	39°C（102.2°F）
体重	12 kg
年齢	2 歳

シナリオの概要と要件

シナリオの概要
このシナリオでは肺組織疾患のある小児の認識と初期安定化に重点を置く。参加者は重度の呼吸障害の徴候を判定しなければならない。徴候には，呼吸数および呼吸努力の増加，呻吟，ラ音，酸素投与にも関わらず低酸素血症などがある。受講者は適切な初期介入を実施しなければならない。介入には，非再呼吸式マスクによる100%酸素の投与，再評価，小児が低酸素血症のままの場合はバッグマスク換気への進展などがある。受講者は専門医に相談するタイミングを認識し，バッグマスク器具による換気補助を準備しなければならない。

シナリオ固有の要件
- **軽度〜中等度の呼吸障害と重度の呼吸障害の識別**：このシナリオでは，小児は重度の呼吸障害に陥っている。
- **小児患者における肺組織疾患の自他覚症状の判定**：このシナリオでは，臨床的徴候には呼吸数および呼吸努力の増加，ラ音，非再呼吸式マスクによる高流量（100%）酸素の投与にも関わらず著しい低酸素血症などがある。
- **肺組織疾患に対する適切な初期介入の実施**：このシナリオでは，非再呼吸式マスクによる100%酸素の投与，承認が低酸素血症状態のままの場合は100%酸素のバッグマスク換気の実施，専門家への相談，高度医療施設への搬送の手配などが含まれる。

評価—初期評価（第一印象） （小児評価のトライアングル）	判定	介入
外見 • 母親に抱かれており，部屋の中のプロバイダーを見ている，自発運動がほとんどない **呼吸** • 呻吟が聞こえる，呼吸数の増加，頻回の咳嗽，陥没を伴う呼吸努力の増加（肋骨間，肋骨下，鎖骨上，胸骨上，胸骨の陥没）および鼻翼呼吸 **循環** • 蒼白で口唇と爪床はくすんでいる，四肢はまだら模様	• 即時介入が必要 • 重度の呼吸障害	• 救急対応システムに通報する。 • 非再呼吸式マスクにより100%酸素を供給する。 • 小児に心電図モニターを装着する。 • パルスオキシメータを装着する。

評価—一次評価 気道，酸素化，換気の補助に必要な評価に重点を置く	判定	介入
• **初期バイタルサイン**：心拍数180回/分，呼吸数40回/分，室内空気でSpO₂ 76%，非再呼吸式マスクを使用した100%酸素投与により85%に改善，血圧102/70 mm Hg，体温39°C（102.2°F），体重12 kg • **気道（Airway）**：開通，空気の自由な出入り • **呼吸（Breathing）**：口唇は初期はチアノーゼで四肢はまだら模様，呼吸は浅く速い，呼吸努力／鼻翼呼吸の増加と陥没（肋骨間，肋骨下，鎖骨上，胸骨上，胸骨），呻吟，十分な胸郭拡張，下葉のラ音，呼吸数40回/分，非再呼吸式マスクによる100%酸素投与中はSpO₂ 85% • **循環（Circulation）**：口唇と爪床はチアノーゼ，末梢および中枢脈拍は強い，心拍数180回/分，血圧102/70 mm Hg，毛細血管再充満時間3秒 • **神経学的評価（Disability）**：意識清明（開眼，介護者を目で追う）だが母親に抱かれてぐったりとしている，瞳孔チェックは延期，ベッドサイド血糖値は90 mg/dL	• 重度の呼吸障害 • 発熱，感染 • 肺炎の可能性	• 100%酸素の投与後に呼吸障害と酸素を評価。著しい低酸素血症が持続する場合，100%酸素によるバッグマスク換気を12〜20回/分の範囲で開始する。バッグマスク換気を小児の自発的吸気努力に同期させるよう努める。 • 職務範囲内である場合は血管を確保する（静脈路／骨髄路）。職務範囲にない場合は，血管路確保を指示する。 • ベッドサイド検査で血糖値をチェックする。

© 2018 American Heart Association

評価－一次評価 気道，酸素化，換気の補助に必要な評価に重点を置く	判定	介入
• 全身観察（**E**xposure）：小児がより安定するまで，ほとんどの評価を延期する。明らかな外傷の徴候なし，四肢はまだら模様，体温 39°C（102.2°F），体重 12 kg ***100 %酸素による 20 回/分のバッグマスク換気開始後に再評価。換気は可能であれば小児の自発的吸気努力に同期させる*** • **バイタルサイン：** 心拍数 180 回/分，バッグマスク換気による呼吸数 20 回/分，SpO_2 94 % • 気道（**A**irway）：開通，バッグマスク換気への抵抗なし • 呼吸（**B**reathing）：口唇と爪床は薄いピンク色，陥没はあまり目立たない，適切な両側での胸部の拡張，下葉でのラ音，バッグマスク換気による呼吸数 20 回/分，バッグマスク換気による 100 %酸素投与中は SpO_2 94 %		• 抗生物質の選択について専門医に相談する。可能であれば，抗生物質の初回投与の前に培養用の血液を採取する（ただし抗生物質投与を遅延させない）。 • 発熱の治療に解熱薬を投与する。

各介入の後に再評価－判定－介入を行う。

デブリーフィングツール
PEARS ケースシナリオ 3
小児, 重度の呼吸障害

デブリーフィングの一般原則

- 下表を使ってデブリーフィングを指導する。また, チームダイナミクスデブリーフィングツールも参照すること。
- デブリーフィングは 3〜5 分間とする。
- すべての学習目標を取り扱う。
- デブリーフィングの最後で覚えておくべき重要な事項を要約する。
- **奨励事項:** 受講の自省と参加者全員の取り組み。
- **避けるべきこと:** 講義のような解説, 回答が限定された質問をすること, 話し合いでインストラクターばかりが話すこと

行動	収集	分析	要約
- ABCDE（該当する場合）およびバイタルサインの評価を指示する - 心電図モニターおよびパルスオキシメータを装着する - 非再呼吸式マスクにより100％酸素を投与し, 反応を再評価する - 重度の呼吸障害および肺組織疾患の自他覚症状を認識する - 100％酸素の投与にも関わらず低酸素血症が持続する場合はバッグマスク換気を開始する, 吸気のたびに胸郭が上がることを確認する - 静脈路または骨髄路の確保を指示する（職務範囲内の場合） - 抗生物質の投与を指示する - 介入に対する患者の反応を再評価するよう指示する - 専門医に相談する	**受講者による観察** - あなたの視点から各イベントについて説明してもらえますか？ - この処置をどの程度上手に実施できたと思いますか？ - シナリオのそれぞれのイベントを振り返ってもらえますか（計時者／記録者に対しての指示）？ - 改善の余地がある点は何ですか？ - チームとしてうまくいった点は何ですか？ **インストラクターによる観察** - 私は○○に気がつきました。 - 私は○○を観察しました。 - 私は○○を見ました。	**適切に実施できた点** **（許容される行動）** - どのようにして○○を実施できたのですか？ - なぜ○○を実施できたと思いますか？ - ○○をどのように実施したのか, もう少し詳しく説明してください。 **改善が必要な点** **（許容されない行動）** - なぜ○○が起きたと思いますか？ - ○○はどのようにして改善したら良いと思いますか？ - ○○をしているとき, 何を考えていましたか？ - ○○ができなかったのはなぜですか？	**受講者主導の要約** - あなたが学んだ重要事項は何ですか？ - 重要な点を誰かまとめてくれますか？ - 覚えておくべき重要な事項は何ですか？ **インストラクター主導の要約** - 学習した内容をまとめてみましょう・・・ - 学習した内容は, このように思います・・・ - 覚えておくべき重要な事項は・・・ - ［シナリオで重要点に対応しなかった場合, ここでコメントする。例:「このシナリオの患者には○○は不要でした。○○が必要だった場合, ○○の計画または実施をどのように行いますか？」］

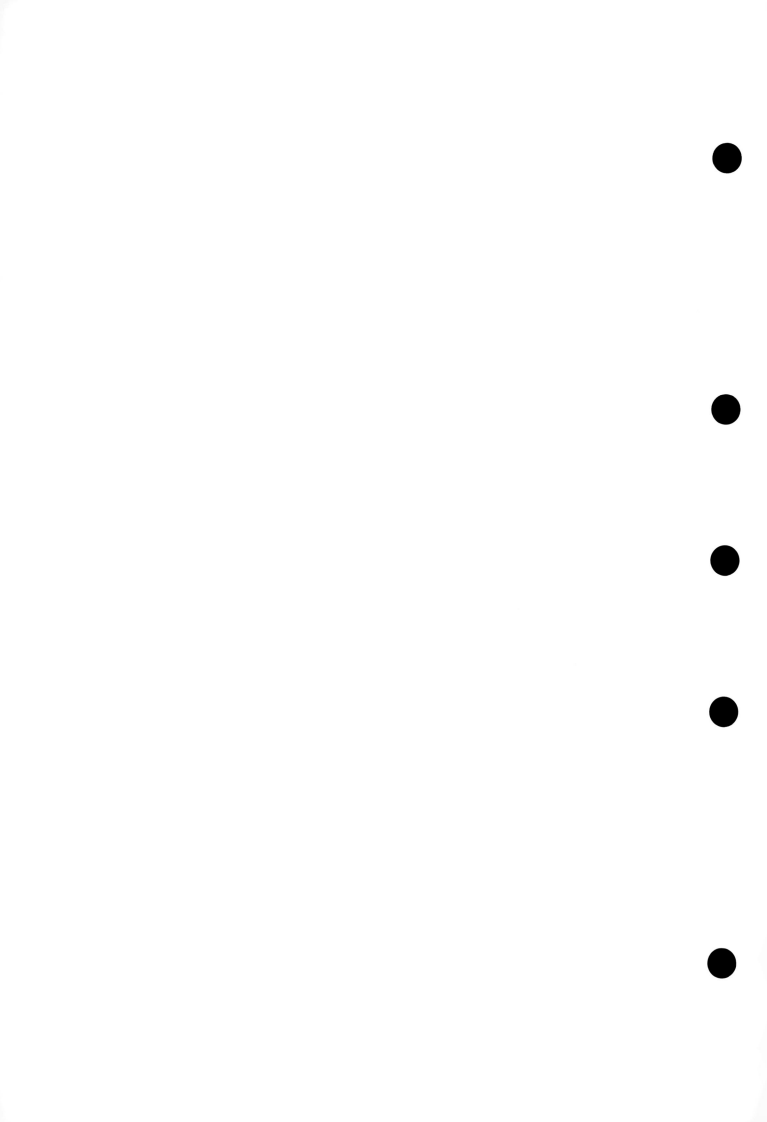

PEARS ケースシナリオ 4
呼吸調節の障害
（小児，重度の呼吸障害）

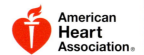

シナリオの導入
（現場に最初に到着する人に指名した受講者を「入り口」に立たせ，初期評価をさせてからベッドサイドの一次評価を行わせる）

病院搬送前： パートナーが器具を集めている間に，家の中へ 1 人で入った。8 歳の女児が地面に横たわっている。母親は，女児にてんかんの既往歴があり，たった今けいれんを起こしたところだという。母親は通常の抗発作薬を与えたが，女児は蒼白になっている。

保健室： 特別な医療を必要とするてんかんの 8 歳の女児が搬送されてきた。女児の介護者が長時間のけいれんを治療するため薬を飲ませたという。女児は蒼白になっている。

診療所： 特別な医療を必要とするてんかんのある 8 歳の女児が診療所に連れてこられた。長時間のけいれんを治療するため女児の介護者がすでに薬を飲ませていた。女児は蒼白になっている。

一般病棟： 患者の回診中に，新たにてんかんと診断され最近入院し，けいれんの治療のため投薬を受けた 8 歳の女児に対処する。チアノーゼ状態になっている。

バイタルサイン

心拍数	56 回/分
血圧	94/68 mm Hg
呼吸数	8 回/分
SpO₂	室内空気で 74 %
体温	37°C (98.6°F)
体重	24 kg
年齢	8 歳

シナリオの概要と要件

シナリオの概要
このシナリオの重点は，呼吸調節の障害に起因する重度の呼吸障害の認識である。参加者は，この患者が不十分な呼吸努力により非常に遅く不規則で浅い呼吸をしていることを認識する必要がある。その結果，小児は重度の低酸素血症と徐脈である。即時介入には，救急対応システムへの通報，十分な気道の確保（吸引器の使用を含む），100 ％酸素を使用したバッグマスク換気の即時実施などがある。

シナリオ固有の要件
- **軽度～中等度の呼吸障害と重度の呼吸障害を判定する：** このシナリオでは，重度の障害が見られる。
- **呼吸調節障害の徴候を概説する：** 小児は非常に遅く不規則で浅い呼吸を伴う不十分な自発的呼吸努力を示し，重度の低酸素血症と徐脈が見られる。
- **呼吸調節障害に対する正しい介入について話し合う：** このシナリオでは，正しい介入としてとして頭部後屈－あご先挙上法による気道の開通，気道の迅速な吸引，100 ％酸素を使用したバッグマスク換気の開始などがある。（小児は反応のない状態のままだが迅速に快方に向かっている場合は，口咽頭エアウェイを挿入することができる。十分な気道確保，酸素化，換気の後に小児の心拍数がただちに 60 回/分を超えるまでに上昇したため，換気に胸骨圧迫を追加する（CPR）必要はないが，この点についてはデブリーフィングで話し合う。小児の自発的呼吸努力が急速に改善されるため，バッグマスク換気は徐々に減らして中止することができる。

評価―初期評価（第一印象） （小児評価のトライアングル）	→ 判定 →	介入
外見 ・ぐったりしている，音や光に対する目に見える反応なし **呼吸** ・遅く不規則な呼吸，吸気時に大きないびき，多量の分泌物が認められる **循環** ・皮膚のくすみ，口唇のチアノーゼ，四肢のまだら模様	・即時介入が必要 ・不十分な起動，酸素化，換気	・救急対応システムに通報する。 ・頭部後屈－あご先挙上法により，気道を確保する。 ・口咽頭を迅速に吸入する。 ・100 ％酸素を使用したバッグマスク換気を 12～20 回/分で開始する。 ・心電図モニター／AED を装着する。 ・パルスオキシメータを装着する。

評価――次評価 気道，酸素化，換気，心拍数の補助に必要な評価に重点を置く	→ 判定 →	介入
・**初期バイタルサイン：** 心拍数は 100 ％酸素を使用したバッグマスク換気の開始から数秒後に 56 回/分から 68 回/分に上昇，バッグマスク換気前の呼吸数は 8 回/分，室内空気で SpO₂ 74 ％はバッグマスク換気により 84 ％へ急速に改善（さらに上昇中），血圧 94/68 mm Hg，体温 37℃ (98.6°F)，体重 24 kg ・**気道（Airway）：** 開通維持不能，初期にみられたいびきと分泌物は吸入後消失	・重度の呼吸障害 ・呼吸調節の障害 ・重度の徐脈	・吸入および 100 ％酸素を使用したバッグマスク換気への反応を評価する。 ・心拍数が 60 回/分を超えるほど増加しない場合，ただちに胸骨圧迫を追加する（CPR を開始する）。

© 2018 American Heart Association

評価ー一次評価 気道，酸素化，換気，心拍数の補助に必要な評価に重点を置く	判定	介入
- 呼吸（**B**reathing）：バッグマスク換気前の初期は皮膚の色がチアノーゼ，呼吸の深さと呼吸数が不規則，呼吸努力がいびきを伴う全般的に浅い呼吸と一致しない，胸郭拡張の不良，聴診における大きないびきを伴う最小限の気流，吸入および 100 %酸素を使用した 12～20 回/分のバッグマスク換気の開始から数秒後に SpO_2 は 84 %に上昇（引き続き上昇中） - 循環（**C**irculation）：口唇は初期にチアノーゼ，四肢はまだら模様だが口唇の色は急速に改善し始めている，強い脈拍，心拍数はバッグマスク換気の開始から数秒後に 86 分/回に上昇，血圧 94/60 mm Hg，毛細血管再充満時間 4 秒 - 神経学的評価（**D**isability）：声に反応なし，A**V**PU（意識清明［Alert］，声［Voice］，痛み［Painful］，意識なし［Unresponsive］）小児反応スケールで痛み刺激にのみ反応，小児が安定するまで瞳孔の評価は延期，ベッドサイド血糖値は 130 mg/dL - 全身観察（**E**xposure）：延期。ただちに視認可能な外傷の徴候なし，発疹，点状出血，紫斑なし，体温 37℃（98.6°F） ***100 %酸素を使用したバッグマスク換気を 30 秒間実施した後に再評価*** - **バイタルサイン**：心拍数 86 回/分，呼吸数が増加し規則的な自発的呼吸がみられたためバッグマスク換気を徐々に減らした，SpO_2 99 %，血圧と体温に変化なし - 気道（**A**irway）：開通している - 呼吸（**B**reathing）：口唇はピンク色，規則的な自発的呼吸努力が十分であるためバッグマスク換気を中止，気流と胸郭拡張が両側で等しく十分である，SpO_2 99 % - 循環（**C**irculation）：口唇はピンク色，四肢のまだら模様なし，心拍数は 86 回/分のまま，心拍は強い，毛細血管再充満時間 2 秒 - 神経学的評価（**D**isability）：A**V**PU 小児反応スケール：小児は声に反応するようになり，開眼している，瞳孔反応あり，光に対して俊敏に収縮 - 全身観察（**E**xposure）：四肢は温かく循環良好，外傷の徴候なし，発疹，点状出血，紫斑なし，体温の変化なし		- 自発的呼吸努力を頻回に再評価する。 - 小児の自発的呼吸努力が回復した場合，換気のタイミングを小児の吸気に合わせて徐々に減らし，可能であればバッグマスク換気を停止する。 - 小児の自発的呼吸努力が回復しない場合，100 %酸素を使用したバッグマスク換気を続行する。小児が反応のないままの場合は口咽頭エアウェイの挿入宇を考慮する。 - 必要に応じて気道の吸引を続ける。 - ベッドサイド血糖値をチェックする。 - 特に小児の自発的呼吸努力が不十分なままの場合や意識がさらに清明にならない場合は，専門医に相談してケアプランを立てる。 - 小児がさらに快方に向かわない場合は，職務範囲内である場合は血管を確保する（静脈路／骨髄路）。職務範囲にない場合は，血管路確保を指示する。 - 気道と呼吸の再評価を継続する。

各介入の後に再評価－判定－介入を行う。

デブリーフィングツール
PEARS ケースシナリオ 4
小児,重度の呼吸障害

デブリーフィングの一般原則

- 下表を使ってデブリーフィングを指導する。また,チームダイナミクスデブリーフィングツールも参照すること。
- デブリーフィングは 3～5 分間とする。
- すべての学習目標を取り扱う。
- デブリーフィングの最後で覚えておくべき重要な事項を要約する。
- **奨励事項:** 受講の自省と参加者全員の取り組み。
- **避けるべきこと:** 講義のような解説,回答が限定された質問をすること,話し合いでインストラクターばかりが話すこと

行動	収集	分析	要約
- ABCDE およびバイタルサインの評価を指示する - 心電図モニターおよびパルスオキシメータを装着する - 気道を効果的に確保し,吸入により開通させる - 呼吸調節の障害を伴う重度の呼吸障害の自他覚症状を判定する - 効果的なバッグマスク換気を即時開始する - 100 % 酸素を使用したバッグマスク換気への小児の反応を再評価する - 職務範囲内の場合は静脈路または骨髄路の確保を指示する - ベッドサイド血糖値をチェックする - 小児が改善しない場合は専門医に相談する必要性を示す - 100 % 酸素を使用したバッグマスク換気にもかかわらず小児の心拍数が 60 回/分未満のままで循環不良の徴候を伴う場合,胸骨圧迫を開始する必要性を示す。	**受講者による観察** - あなたの視点から各イベントについて説明してもらえますか? - この処置をどの程度上手に実施できたと思いますか? - シナリオのそれぞれのイベントを振り返ってもらえますか(計時者/記録者に対しての指示)? - 改善の余地がある点は何ですか? - チームとしてうまくいった点は何ですか? **インストラクターによる観察** - 私は○○に気がつきました。 - 私は○○を観察しました。 - 私は○○を見ました。	**適切に実施できた点(許容される行動)** - どのようにして○○を実施できたのですか? - なぜ○○を実施できたと思いますか? - ○○をどのように実施したのか,もう少し詳しく説明してください。 **改善が必要な点(許容されない行動)** - なぜ○○が起きたと思いますか? - ○○はどのようにして改善したら良いと思いますか? - ○○をしているとき,何を考えていましたか? - ○○ができなかったのはなぜですか?	**受講者主導の要約** - あなたが学んだ重要事項は何ですか? - 重要な点を誰かまとめてくれますか? - 覚えておくべき重要な事項は何ですか? **インストラクター主導の要約** - 学習した内容をまとめてみましょう… - 学習した内容は,このように思います… - 覚えておくべき重要な事項は… - 重症の疾患や外傷のすべての小児,特にこの小児のように反応の鈍化が見られる小児についてはベッドサイド血糖値をチェックする必要性について話し合う。 - このシナリオでは,吸入と 100 % 酸素を使用したバッグマスク換気に小児の心拍数が 56 回/分から 86 回/分へと急上昇しています。小児の心拍数が 60 回/分未満のままで循環不良の徴候を伴う場合,どのような行動が適切ですか?(解答:胸骨圧迫と人工呼吸,つまり CPR を開始する。) - [シナリオで追加重要点に対応しなかった場合,ここでコメントする。例:「このシナリオの小児には○○は不要でした。○○が必要だった場合,○○の計画または実施をどのように行いますか?」]

PEARS ケースシナリオ 5
循環血液量減少性ショック
（小児，代償性ショック）

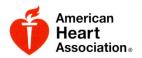

シナリオの導入
（現場に最初に到着する人に指名した受講者を「入り口」に立たせ，初期評価をさせてからベッドサイドの一次評価を行わせる）

病院搬送前： パートナーが器具を集めている間に，家の中へ 1 人で入った。3 歳男児が嗜眠状態に陥っている。父親は息子が 3 日間も嘔吐し続けていると言う。

保健室： 3 日間も嘔吐し続けた後に嗜眠状態にある 3 歳男児を連れて父親が保健室に駆け込んできた。

診療所： 3 日間も嘔吐し続けた後に嗜眠状態にある 3 歳男児を連れて父親が診療所に駆け込んできた。受付にいるのはあなた 1 人である。

一般病棟： 外来診察室から 3 歳男児を受け入れた。小児は嗜眠状態にあり，これまで 3 日間も嘔吐し続けている。

バイタルサイン

心拍数	168 回/分
血圧	90/54 mm Hg
呼吸数	44 回/分
SpO$_2$	室内空気で 97 %
体温	36.6°C（97.8°F）
体重	12 kg
年齢	3 歳

シナリオの概要と要件

シナリオの概要
このシナリオの重点は，循環血液量減少性（代償性）ショックの迅速な判定と治療にある。この小児は反応の鈍化と代償性循環血液量減少性ショックの徴候がある。優先事項は骨髄路／静脈路の迅速な確保と等張晶質液のボーラス投与であり，各ボーラス投与中および投与後に頻回の再評価を行って，改善の徴候または心不全の発症の徴候を見つける。シナリオは 2 回目の輸液ボーラス投与後に終了する。

シナリオ固有の要件
- **初期の代償性ショックまたは低血圧性ショックのいずれかを判定する：** このシナリオでは，小児は代償性ショックに陥っている。
- **循環血液量減少性ショックの自他覚症状を概説する：** このシナリオにおける循環血液量減少性ショックの主要指標は，呼吸数の増加（呼吸努力の増加を伴わない），十分な中枢脈拍はあるが末梢脈拍が弱い，毛細血管再充満時間の延長，皮膚の冷感，反応レベルの低下が 3 日間嘔吐し続けた小児に見られることである。
- **循環血液量減少性ショックに対する正しい介入を実演する：** このシナリオでは，患者は酸素投与と 2 回の等張晶質液のボーラス投与，さらに各ボーラス投与中および投与後の慎重な再評価が必要である。
- **輸液ボーラス投与の中断の適応を示す：** これらの適応には，呼吸障害やラ音の発生など先天性心不全の徴候の発現が含まれる。

評価─初期評価（第一印象） （小児評価のトライアングル）	→ 判定 →	介入
外見 ・目が陥没して閉じている，声に反応する，支えないと座っていられない **呼吸** ・呼吸努力の増加を伴わない頻呼吸 **循環** ・蒼白	・即時介入が必要	・救急対応システムに通報する。 ・100 %酸素を投与する。 ・小児に心電図モニター／AED を装着する。 ・パルスオキシメータを装着する。

評価─一次評価 気道，酸素化，換気，循環の補助に必要な評価に重点を置く	→ 判定 →	介入
・**初期バイタルサイン：** 心拍数 168 回/分，呼吸数 44 回/分，SpO$_2$ 97 %，血圧 90/54 mm Hg，体温 36.6°C（97.8°F），体重 12 kg ・**気道（Airway）：** 開通しており確保可能 ・**呼吸（Breathing）：** 四肢は蒼白でまだら模様，呼吸数 44 回/分，呼吸努力の増加を伴わない規則的な呼吸パターン（陥没または鼻翼呼吸なし），正常な胸郭拡張，正常な気流，聴診で肺野は清明，酸素投与前の SpO$_2$ 97 %，100 %酸素投与開始後は 99 %	・代償性ショックは循環血液量減少（循環血液量減少性ショック）に起因すると考えられる	・酸素への反応を評価し，気道と呼吸の評価を継続する。 ・小児を仰臥位にする。 ・職務範囲内である場合は血管を確保する（静脈路／骨髄路）。職務範囲外である場合は，血管路が確保されていることを確認する。

© 2018 American Heart Association

評価ー一次評価 気道, 酸素化, 換気, 循環の補助に必要な評価に重点を置く	判定	介入
- 循環（**C**irculation）：口唇は蒼白, 四肢はまだら模様で冷感, 中枢脈拍が触知可能, 末梢脈拍が微弱, 血圧 90/54 mm Hg, 心拍数 168 回/分, 毛細血管再充満時間 5 秒 - 神経学的評価（**D**isability）：小児は声に反応, 小児が安定するまで瞳孔対光反射は延期, 血糖値 66 mg/dL - 全身観察（**E**xposure）：体温 36.6°C（97.8°F）, 視認できる外傷の徴候なし, 発疹なし, 体重 12 kg **輸液ボーラス投与後の再評価** - **バイタルサイン：** 心拍数 158 回/分, 呼吸数 35 回/分, SpO$_2$ 99 %, 血圧 92/58 mm Hg, 体温と体重は変化なし - **気道（A**irway**）と呼吸（B**reathing**）：** 変化なし（呼吸障害またはラ音なし） - 循環（**C**irculation）：口唇は蒼白, 四肢は温かくなったがまだら模様あり, 中枢脈拍が強くなったが末梢脈拍は微弱のまま, 血圧 92/58 mm Hg, 心拍数 158 回/分, 毛細血管再充満時間 4 秒 インストラクターへの注意事項：小児は輸液ボーラス投与への反応は改善されたが, ショックの徴候はまだあり, 輸液ボーラス投与がもう 1 回必要である。		- 等張晶質液 20 mL/kg を 5〜20 分かけて静脈内ボーラス投与する。ボーラス静注の投与中および投与後は心肺再評価を慎重かつ頻回に実施する。心不全の徴候（呼吸障害の増加, ラ音の新たな発生あるいは悪化）が見られた場合, 輸液ボーラス投与をただちに中止する。輸液ボーラス投与を耐容できる場合は必要に応じて繰り返し, 持続性のショック症状を治療する。 - ベッドサイド血糖値をチェックする。 - 必要に応じて専門医に相談し, 高度医療機関への搬送の準備をする。

各介入の後に再評価ー判定ー介入を行う。

デブリーフィングツール
PEARS ケースシナリオ 5
小児, 代償性ショック

デブリーフィングの一般原則

- 下表を使ってデブリーフィングを指導する。また, チームダイナミクスデブリーフィングツールも参照すること。
- デブリーフィングは 3〜5 分間とする。
- すべての学習目標を取り扱う。
- デブリーフィングの最後で覚えておくべき重要な事項を要約する。
- **奨励事項:** 受講の自省と参加者全員の取り組み。
- **避けるべきこと:** 講義のような解説, 回答が限定された質問をすること, 話し合いでインストラクターばかりが話すこと

行動	収集	分析	要約
- 小児評価のトライアングルを用いて即時介入の必要性を判定し, 救急対応システムに出動を要請する - 100％酸素を投与する - 心電図モニターおよびパルスオキシメータを装着する - 代償性の循環血液量減少性ショックの徴候を判定する - 骨髄路／静脈路の早期確保, 迅速な輸液ボーラス投与, 再評価など, 低血圧性ショックに対する適切な初期管理を行う - ベッドサイド検査で血糖値をチェックする - 各ボーラス投与中および投与後に再評価を行い, 必要に応じてショックを治療するために輸液ボーラス投与を繰り返す - 輸液ボーラス投与の中断の適応（呼吸障害の憎悪, 新しいラ音など心不全の徴候）を示す - 3日間嘔吐し続け嗜眠状態の小児における血糖値のベッドサイド検査の必要性を判定する - 小児の介入に対する反応の再評価を頻回に行う - 早期に専門家に相談する必要性を判定する	**受講者による観察** - あなたの視点から各イベントについて説明してもらえますか？ - この処置をどの程度上手に実施できたと思いますか？ - シナリオのそれぞれのイベントを振り返ってもらえますか（計時者／記録者に対しての指示）？ - 改善の余地がある点は何ですか？ - チームとしてうまくいった点は何ですか？ **インストラクターによる観察** - 私は〇〇に気がつきました。 - 私は〇〇を観察しました。 - 私は〇〇を見ました。	**適切に実施できた点（許容される行動）** - どのようにして〇〇を実施できたのですか？ - なぜ〇〇を実施できたと思いますか？ - 〇〇をどのように実施したのか, もう少し詳しく説明してください。 **改善が必要な点（許容されない行動）** - なぜ〇〇が起きたと思いますか？ - 〇〇はどのようにして改善したら良いと思いますか？ - 〇〇をしているとき, 何を考えていましたか？ - 〇〇ができなかったのはなぜですか？	**受講者主導の要約** - あなたが学んだ重要事項は何ですか？ - 重要な点を誰かまとめてくれますか？ - 覚えておくべき重要な事項は何ですか？ **インストラクター主導の要約** - 学習した内容をまとめてみましょう… - 学習した内容は, このように思います… - 覚えておくべき重要な事項は… - すべての重症の疾患や外傷のある乳児および小児において, 特に嗜眠がみられる場合について, ベッドサイド検査による血糖値のチェックの重要性について話し合う。 - このシナリオの小児は輸液蘇生で代償不全に陥っていません。もし小児が心不全の徴候を示した場合は, 治療をどのように変更しますか？（解答：高度治療チームが到着するまで輸液ボーラス投与を停止する。）

PEARS ケースシナリオ 6
血液分布異常性ショック
（小児, 重度のアレルギー反応, 代償性）

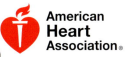

シナリオの導入
（現場に最初に到着する人に指名した受講者を「入り口」に立たせ, 初期評価をさせてからベッドサイドの一次評価を行わせる）

病院搬送前: パートナーが器具を集める間に, 救急通報に応えて 1 人で歩いて小学校に入った。6 歳男児がクッキーを食べた直後から顔が腫れ上がり発疹が出ている。

保健室: クッキーを食べた直後から顔が腫れ上がり発疹が出ている 6 歳男児を評価するため, ランチルームに呼び出された。

診療所: クッキーを食べた直後から顔が腫れ上がり発疹が出ている 6 歳男児を評価するため, 受付に呼び出された。

一般病棟: 担当する病棟に, 患者の昼食が運ばれた。6 歳男児の病室から母親が助けを呼んでいる。母親は, 男児がクッキーを食べたところ, 顔と唇が腫れ上がり, 発疹が出ていると言う。

バイタルサイン	
心拍数	132 回/分
血圧	122/84 mm Hg
呼吸数	30 回/分
SpO₂	室内空気で 90 %
体温	37°C（98.6°F）
体重	28 kg
年齢	6 歳

シナリオの概要と要件

シナリオの概要
このシナリオの目標は重度のアレルギー反応を迅速に認識し, アドレナリン筋注で治療することである。小児は落ち着きがなく不安を示し, 呼吸努力と呼気性喘鳴の増加の徴候が見られる。重度のアレルギー反応を呈している患者は, コミュニケーションが取れずに「死」を強く感じていることがある。優先事項は常に, 迅速な酸素投与とアドレナリン筋注および救急対応システムへの通報である。

シナリオ固有の要件
- **低血圧性ショックと代償性ショックを判定する:** このシナリオでは, 小児は代償性ショックに陥っている。
- **軽度および重度のアレルギー反応の自他覚症状を判定する:** このシナリオでは, 小児は重度のアレルギー反応の徴候を呈している。徴候には, 呼吸数の増加（頻呼吸）, 呼気性喘鳴を伴う呼吸困難, 心拍数の増加（頻脈）, 舌, 口唇, その他組織の腫脹などがある。蕁麻疹もみられ, 小児は血液分布異常性ショックの出現のリスクがある。
- **酸素を除く他のすべての優先事項よりも先にアドレナリンの即時筋注の必要性を判定する:** このシナリオでは, 静脈路が確保され, ショックの徴候が出現した場合は輸液ボーラス投与を行う準備が整っている。
- **起こりうる血液分布異常性ショックに対する正しい介入を説明する:** このシナリオでは, 患者は酸素投与, アドレナリン筋注, 静脈路の確保を必要とする。このシナリオでは輸液ボーラス投与は不要（ショックの徴候は出現していない）が, 輸液ボーラス投与の適応および輸液の投与量と速度（20 mL/kg を 5～20 分をかけて投与）はデブリーフィングにおいて話し合うべきである。
- **アドレナリン自己注射器の使用法を実演する**
    - アドレナリン注射器による投与の医学的適応, 正しい注射位置, 投与のタイミングを口頭で説明する。
    - 適切な薬品, 適切な投与量, 有効期限を確認する。
    - 自己注射器を皮膚に打ち, 3 秒以上そのまま保持する。
    - バイタルサインをモニターし, 再評価を行う。

評価—初期評価（第一印象） （小児評価のトライアングル）	判定	介入
外見 • 不安, 落ち着きがない, 腕や脚を掻く **呼吸** • 断続的な咳, 呼吸数および呼吸努力の増加 **循環** • 皮膚の紅潮, 目と口唇の腫れ, 四肢に広がる蕁麻疹	• 即時介入が必要 • 呼吸障害を伴う重度のアレルギー反応とショック出現のリスク	• 救急対応システムに通報する。 • 100 %酸素を投与する。 • 心電図モニターを装着する。 • パルスオキシメータを装着する。

© 2018 American Heart Association

評価-一次評価 気道, 酸素化, 換気, 循環の補助に必要な評価に重点を置く	判定	介入
- **初期バイタルサイン**: 心拍数 132 回/分, 呼吸数 30 回/分, 室内空気で SpO$_2$ 90 %, 血圧 122/84 mm Hg, 体温 37°C（98.6°F）, 体重 28 kg - 気道（**A**irway）: 口唇と舌の腫脹と紅潮, 小児はスニッフィングポジションで気道開通を維持, 咳および咳払い - 呼吸（**B**reathing）: 皮膚の紅潮, 口唇は赤く腫れあがる, 規則的な呼吸パターン, 中等度の胸骨上および肋骨下の陥没, 正常な胸郭拡張, 聴診で両側の吸気および呼気性喘鳴を伴う気流の減少, 呼吸数 30 回/分, 室内空気で SpO$_2$ 90 %, 100 %非再呼吸式マスク装着後は 96 %に改善 - 循環（**C**irculation）: 皮膚の紅潮, 体幹と四肢に蕁麻疹, 手足の温感, 中枢および末梢脈拍は強い, 心拍数 132 回/分, 血圧 122/84 mm Hg, 毛細血管再充満時間は正常 - 神経学的評価（**D**isability）: 覚醒している, 落ち着きがない, なだめられない, 瞳孔チェックは延期, 血糖値測定は延期 - 全身観察（**E**xposure）: 体温 37°C（98.6°F）, 全身に蕁麻疹, 体重 28 kg	- 重度のアレルギー反応	シナリオの目標を達成する患者管理の行動: - 酸素への反応を評価し, 気道と呼吸の評価を継続する。 - 身長別カラーコード化蘇生テープを用いてアドレナリン筋注用量を決定する（小児と成人の体格の違いを考慮）。 - アドレナリン自己注射器を用いて大腿前外側面へアドレナリン筋注（指示またはプロトコールに従う）。 - アドレナリン筋注への反応を評価し, バイタルサインと心肺機能を慎重にモニターし続ける。必要に応じて（またはプロトコールに応じて）10～15 分後にアドレナリン筋注を繰り返す。 - ショックの徴候が出現する場合は, 静脈内輸液ボーラス投与を準備する。 - 高度医療従事者の到着を待つ。 - 忍容できるなら酸素の投与を減らす。

各介入の後に再評価－判定－介入を行う。

デブリーフィングツール
PEARS ケースシナリオ 6
小児, 重度のアレルギー反応, 代償性

デブリーフィングの一般原則

- 下表を使ってデブリーフィングを指導する。また, チームダイナミクスデブリーフィングツールも参照すること。
- デブリーフィングは 3〜5 分間とする。
- すべての学習目標を取り扱う。
- デブリーフィングの最後で覚えておくべき重要な事項を要約する。
- **奨励事項:** 受講の自省と参加者全員の取り組み。
- **避けるべきこと:** 講義のような解説, 回答が限定された質問をすること, 話し合いでインストラクターばかりが話すこと

行動	収集	分析	要約
- 即時介入の必要性を判定し, 救急対応システムに出動を要請する - 100％酸素を投与する - 心電図モニターおよびパルスオキシメータを装着する - 重度のアレルギー反応の徴候を判定する - アドレナリン筋注および静脈路の確保を含む重度のアレルギー反応に対する適切な初期管理を実施する - 介入への反応において増悪の自他覚症状(呼吸障害の悪化やショックの徴候の出現を含む)について小児を頻回に再評価する	**受講者による観察** - あなたの視点から各イベントについて説明してもらえますか？ - この処置をどの程度上手に実施できたと思いますか？ - シナリオのそれぞれのイベントを振り返ってもらえますか(計時者／記録者に対しての指示)？ - 改善の余地がある点は何ですか？ - チームとしてうまくいった点は何ですか？	**適切に実施できた点** **(許容される行動)** - どのようにして〇〇を実施できたのですか？ - なぜ〇〇を実施できたと思いますか？ - 〇〇をどのように実施したのか, もう少し詳しく説明してください。	**受講者主導の要約** - あなたが学んだ重要事項は何ですか？ - 重要な点を誰かまとめてくれますか？ - 覚えておくべき重要な事項は何ですか？
	インストラクターによる観察 - 私は〇〇に気がつきました。 - 私は〇〇を観察しました。 - 私は〇〇を見ました。	**改善が必要な点** **(許容されない行動)** - なぜ〇〇が起きたと思いますか？ - 〇〇はどのようにして改善したら良いと思いますか？ - 〇〇をしているとき, 何を考えていましたか？ - 〇〇ができなかったのはなぜですか？	**インストラクター主導の要約** - 学習した内容をまとめてみましょう… - 学習した内容は, このように思います… - 覚えておくべき重要な事項は… - このシナリオでは, 小児はアドレナリン筋注後に快方に向かいました。アドレナリン投与をしても憎悪した場合の徴候にはどのようなものがありますか？(解答: 小児は呼吸障害の悪化やショックの徴候の出現が見られ, 2回目のアドレナリン筋注が必要となる。) - この小児にはショックの徴候は見られませんでしたが, ショックの徴候が出現した場合はどのようなものがありますか？(解答: 四肢の冷感を伴う末梢灌流の低下, 中枢脈拍の反跳を伴う毛細血管再充満の「点滅」の出現, 末梢脈拍の減弱の可能性または低血圧の可能性) - ショックはどのように治療すべきですか？(解答: 5〜20 分かけて 20 mL/kg の等張晶質液を静脈内ボーラス投与し, 投与中と投与後は慎重に心肺機能の再評価をする)

PEARS ケースシナリオ 7
血液分布異常性ショック
（乳児, 敗血症性ショック, 低血圧）

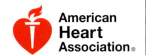

シナリオの導入
（現場に最初に到着する人に指名した受講者を「入り口」に立たせ, 初期評価をさせてからベッドサイドの一次評価を行わせる）

病院搬送前: パートナーが器具を集めている間に, 家の中へ 1 人で入った。8 カ月の女児は過去 8 時間高熱が続いている。この 1 時間で嗜眠状態が進んでいる。

保健室: デイケアセンターの保健室に介護者が 8 カ月の女児を連れてきた。女児は過去 8 時間高熱が続いており, この 1 時間で嗜眠状態が進んでいる。

診療所: 8 カ月の女児を両親が診療に連れてきた。女児は 8 時間の高熱の既往があり, この 1 時間で嗜眠状態が進んでいる。

一般病棟: 高熱で入院した 8 カ月の女児を診察している。女児はこの 1 時間で嗜眠状態が進んでいる。

バイタルサイン

心拍数	188 回/分
血圧	64/32 mm Hg
呼吸数	66 回/分
SpO_2	室内空気で 96 %
体温	39°C (102.2°F)
体重	9 kg
年齢	8 カ月

シナリオの概要と要件

シナリオの概要
このシナリオの重点は, 敗血症性ショックの迅速な認識と初期管理にある。適切な行動には, 救急対応システムへの通報, 100 %酸素の投与, 静脈路／骨髄路の迅速な確保, 等張晶質液のボーラス投与と慎重な再評価, 抗生物質などが含まれる。乳児の循環は 2 回目の輸液ボーラス投与で改善される。

シナリオ固有の要件
- **低血圧性ショックと代償性ショックを判定する**: このシナリオでは, 乳児は低血圧性ショックに陥っている。
- **血液分布異常性／敗血症性ショックの自他覚症状を概説する**: 徴候には, 呼吸数増加（肺炎または心不全が見られない限りは呼吸努力の増加を伴わない）, 皮膚の冷感, 微弱な脈拍, 低収縮期血圧を伴う低血圧, 反応／意識レベルの低下が含まれる。
- **血液分布異常性／敗血症性ショックに対する正しい介入を実演する**: このシナリオでは, 患者は 2 回の等張晶質液のボーラス投与, 各ボーラス投与中および投与後の慎重な再評価, 抗生物質の投与が必要である。
- **輸液ボーラス投与の中断の適応を示す**: これらの適応には, 呼吸障害やラ音の発生など先天性心不全の徴候の発現が含まれる。
- 早期の迅速な抗生物質の投与の必要性を判定する（ショックの徴候の判定後 1 時間以内）

評価—初期評価（第一印象）（小児評価のトライアングル）	判定	介入
外見 • 音や光に対する目に見える反応なし, 自発的活動なし, 四肢がだらりとしているように見える **呼吸** • 呼吸数増加を伴う静かな呼吸 **循環** • 紅潮した皮膚	• 即時介入が必要	• 救急対応システムに通報する。 • 100 %酸素を投与する。 • 乳児に心電図モニター／AED を装着する。 • パルスオキシメータを装着する。 • 地域プロトコール／方針に従った感染予防策を考慮する（ガウン, マスク, 手袋が必要な場合あり）。

評価―一次評価 気道, 酸素化, 換気, 循環の補助に必要な評価に重点を置く	判定	介入
• **初期バイタルサイン**: 心拍数 188 回/分, 呼吸数 66 回/分, SpO_2 96 %, 血圧 64/32 mm Hg, 体温 39°C (102.2°F), 体重 9 kg • **気道（Airway）**: 開通を維持できる • **呼吸（Breathing）**: 皮膚は紅潮している, 胸の上がり下がりは両側で同等, 肺音は清明, 呼吸数 66 回/分, SpO_2 96 %, 酸素投与により 99 %に改善	• 低血圧性ショック • 敗血症性ショックの可能性	• 酸素投与に対する反応を評価する。 • 職務範囲内である場合は血管を確保する（静脈路／骨髄路）。職務範囲外である場合は, 血管路が確保されていることを確認する。

© 2018 American Heart Association

評価ー一次評価 気道, 酸素化, 換気, 循環の補助に必要な評価に重点を置く	判定	介入
- 循環（**C**irculation）：紅潮した温かい皮膚, 中枢および末梢脈拍は微弱, 心拍数 188 回/分, 血圧 64/32 mm Hg, 点滅のような毛細血管再充満（ほぼ瞬間的） - 神経学的評価（**D**isability）：痛み刺激に反応, 瞳孔径と反応の評価は乳児がもっと安定するまで延期, ベッドサイド血糖値 78 mg/dL - 全身観察（**E**xposure）：体温 39℃（102.2°F）, 発疹, 点状出血, 紫斑なし, 体重 9 kg **初回輸液ボーラス投与後の再評価** - **バイタルサイン：** 心拍数 172 回/分, 呼吸数 62 回/分, SpO₂ 96 %, 血圧 70/44 mm Hg, 体温と体重は変化なし - **気道（A**irway**）と呼吸（B**reathing**）：** 変化なし - 循環（**C**irculation）：皮膚は広範に紅潮し温かい, 中枢脈拍は強くなったが末梢脈拍は微弱なまま, 心拍数 172 回/分, 血圧 70/44 mm Hg, 点滅のような（ほぼ瞬間的）毛細血管再充満は続いている インストラクターへの注意事項：乳児は輸液ボーラス投与への反応は改善されたが, ショックの徴候はまだあり, 時間があれば輸液ボーラス投与がもう 1 回必要である。シナリオは高度医療従事者に引き継いだ時点で終了する。		- 等張晶質液 20 mL/kg を 5〜20 分かけてボーラス投与する。ボーラス静注の投与中および投与後は心肺再評価を慎重かつ頻回に実施する。心不全の徴候（呼吸障害の増加, ラ音の新たな発生あるいは悪化）が見られた場合, 輸液投与をただちに中止する。輸液ボーラス投与を耐容できる場合は必要に応じて繰り返し, 持続性のショック症状を治療する。 - 血液培養を採取し, 迅速に抗生物質を静脈内投与する。 - ベッドサイド血糖値をチェックする。 - 発熱の治療に解熱薬を投与する。

各介入の後に再評価ー判定ー介入を行う。

デブリーフィングツール
PEARS ケースシナリオ 7
乳児, 敗血症性ショック, 低血圧

デブリーフィングの一般原則

- 下表を使ってデブリーフィングを指導する。また,チームダイナミクスデブリーフィングツールも参照すること。
- デブリーフィングは3〜5分間とする。
- すべての学習目標を取り扱う。
- デブリーフィングの最後で覚えておくべき重要な事項を要約する。
- **奨励事項:** 受講の自省と参加者全員の取り組み。
- **避けるべきこと:** 講義のような解説,回答が限定された質問をすること,話し合いでインストラクターばかりが話すこと

行動	収集	分析	要約
受講者による観察	**受講者による観察**	**適切に実施できた点（許容される行動）**	**受講者主導の要約**
・小児評価のトライアングルを用いて即時介入の必要性を判定し,救急対応システムに出動を要請する ・100％酸素を投与する ・心電図モニターおよびパルスオキシメータを装着する ・低血圧性血液分布異常性／敗血症性ショックの徴候を判定する ・骨髄路／静脈路の早期確保,迅速な輸液ボーラス投与,再評価,抗生物質の投与など,低血圧性血液分布異常性／敗血症性ショックに対する適切な初期管理を行う ・各ボーラス投与中および投与後に再評価を行い,必要に応じてショックを治療するために輸液ボーラス投与を繰り返す ・輸液ボーラス投与の中断の適応（呼吸障害の憎悪,新しいラ音など心不全の徴候）を示す ・ベッドサイド血糖値をチェックする ・早期の迅速な抗生物質の投与の必要性を判定する（ショックの徴候の判定後1時間以内） ・各介入の後に乳児を再評価する ・早期に専門家に相談する必要性を判定する	・あなたの視点から各イベントについて説明してもらえますか？ ・この処置をどの程度上手に実施できたと思いますか？ ・シナリオのそれぞれのイベントを振り返ってもらえますか（計時者／記録者に対しての指示）？ ・改善の余地がある点は何ですか？ ・チームとしてうまくいった点は何ですか？	・どのようにして○○を実施できたのですか？ ・なぜ○○を実施できたと思いますか？ ・○○をどのように実施したのか,もう少し詳しく説明してください。	・あなたが学んだ重要事項は何ですか？ ・重要な点を誰かまとめてくれますか？ ・覚えておくべき重要な事項は何ですか？
	インストラクターによる観察 ・私は○○に気がつきました。 ・私は○○を観察しました。 ・私は○○を見ました。	**改善が必要な点（許容されない行動）** ・なぜ○○が起きたと思いますか？ ・○○はどのようにして改善したら良いと思いますか？ ・○○をしているとき,何を考えていましたか？ ・○○ができなかったのはなぜですか？	**インストラクター主導の要約** ・学習した内容をまとめてみましょう… ・学習した内容は,このように思います… ・覚えておくべき重要な事項は… ・このシナリオの乳児は低血圧です。患者は血圧が正常ならショック状態になりますか？ ・このシナリオの乳児は低血圧で,皮膚が紅潮し,瞬間的な毛細血管再充満を伴います。敗血症性ショックで循環不良が見られる他の方法はありますか？（解答：敗血症性ショックは皮膚の冷感と毛細血管再充満時間の遅延も引き起こす。） ・血糖値の迅速な評価（ベッドサイド検査）はすべての重篤な乳児または小児,特に意識レベルが低下している乳児または小児にとって重要です。検査結果を待っていると低血糖の治療が遅れ,合併症の原因となる可能性があります。乳児と小児において低血糖を構成するものは何ですか？その是正にはどんな介入を実施できるでしょうか？

PEARS ケースシナリオ 8
心原性ショック
（小児，代償性ショック）

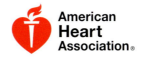

シナリオの導入
（現場に最初に到着する人に指名した受講者を「入り口」に立たせ，初期評価をさせてからベッドサイドの一次評価を行わせる）

病院搬送前： パートナーが器具を集めている間に，家の中へ1人で入った。7歳男児が嗜眠と息切れを呈している。両親は，男児が複数回の心臓手術の長い既往歴があり，3日前からインフルエンザに似た症状が出たと言う。

保健室： 7歳男児がサッカーの練習中に嗜眠と息切れを呈し，コーチによって保健室に連れてこられた。男児には複数回の心臓手術の既往歴がある。

診療所： 7歳男児がサッカーの練習中に嗜眠と息切れを呈し，診療所に連れてこられた。男児には複数回の心臓手術の既往歴がある。3日前からインフルエンザ様の症状が出ている。

一般病棟： 嗜眠と息切れにより入院した7歳男児を診察している。男児には複数回の心臓手術の既往歴がある。3日間インフルエンザ様の症状が続いている。

バイタルサイン

心拍数	150 回/分
血圧	86/64 mm Hg
呼吸数	30 回/分
SpO_2	室内空気で 90 %
体温	37.4°C（99.3°F）
体重	23 kg
年齢	7 歳

シナリオの概要と要件

シナリオの概要
このシナリオの重点は，代償性ショックと低血圧性ショックの違いを認識し，心筋機能不全の患者に対して多すぎる輸液をあまり短時間で投与しないことが重要であることを認識することにある。参加者は早期に緊急対応システムに通報し，専門家（理想的には小児心臓専門医）に相談するべきである。

シナリオ固有の要件
- **代償性ショックと低血圧性ショックを区別する：** このシナリオでは，小児は代償性ショックに陥っている。
- **心不全の自他覚症状およびショックのエビデンスを判定する：** このシナリオでは，心不全の徴候には努力性の頻呼吸とラ音，ショックの徴候には嗜眠（意識レベルの低下），まだら模様，四肢の冷感，毛細血管再充満時間の遅延が含まれる。
- **心原性ショックに対する正しい介入を実施する：** このシナリオでは，介入には適量（5〜10 mL/kg）の適切な速さ（10〜20 分間）での等張晶質液のボーラス投与が含まれる。
- **過剰／急激な輸液ボーラス投与で起こりうる負の影響を説明する：** 過剰／急激な輸液ボーラス投与の負の影響には，呼吸障害の悪化とラ音の増加が含まれる。

評価—初期評価（第一印象）（小児評価のトライアングル）	判定	介入
外見 ・ 嗜眠，疲れているように見える **呼吸** ・ 速く浅い呼吸，中等度の呻吟を伴う肋骨間陥没 **循環** ・ 皮膚蒼白，まだら模様	・ 即時介入が必要	・ 救急対応システムに通報する。 ・ 非再呼吸式マスクにより100 %酸素を供給する。 ・ 小児に心電図モニターを装着する。 ・ パルスオキシメータを装着する。

評価—一次評価 気道，酸素化，換気，循環の補助に必要な評価に重点を置く	判定	介入
・ **初期バイタルサイン：** 心拍数 150 回/分，呼吸数 30 回/分，血圧 86/64 mm Hg，SpO_2 90 %，体温 37.4°C（99.3°F），体重 23 kg ・ **気道（Airway）：** 開通，維持可能 ・ **呼吸（Breathing）：** 皮膚は蒼白でまだら模様，呼吸数増加，呻吟，呼吸努力の増加を伴う浅く速い呼吸（肋骨下の陥没を含む），十分な胸郭拡張，ラ音を伴う十分な気流，呼吸数 30 回/分，SpO_2 90 %	・ 心原性ショック	・ 酸素投与に対する反応を評価する。循環が適正になる（ショックの治療が効果を発揮する）まで 100 %酸素の投与を維持する。 ・ 職務範囲内である場合は血管を確保する（静脈路／骨髄路）か，血管路が確保されていることを確認する。

© 2018 American Heart Association

評価－一次評価 気道, 酸素化, 換気, 循環の補助に必要な評価に重点を置く	判定	介入
• 循環（**C**irculation）：皮膚は蒼白, 四肢にまだら模様, 中枢および末梢脈拍は微弱, 四肢は冷感, 心拍数 150 回/分, 血圧 86/64 mm Hg, 毛細血管再充満時間 4〜5 秒 **神経学的評価（Disability）および全身観察（Exposure）の評価は小児が安定するまで延期する。** • 神経学的評価（**D**isability）：A**V**PU（意識清明[Alert], 声[Voice], 痛み[Painful], 意識なし[Unresponsive]）小児反応スケールで嗜眠状態だが声に反応すると評価, 瞳孔チェックは延期, ベッドサイド血糖値は 76 mg/dL • 全身観察（**E**xposure）：体温 37.4°C（99.3°F） **輸液ボーラス投与後の再評価** • バイタルサイン：心拍数 145 回/分, 呼吸数 32 回/分, 血圧 92/64 mm Hg, SpO_2 95 %, 体温と体重は変化なし • 気道（**A**irway）：変化なし • 呼吸（**B**reathing）：皮膚は蒼白でまだら模様は減少, 呼吸数または呼吸努力に増加または変化なし, 呼吸数 32 回/分, SpO_2 95 % • 循環（**C**irculation）：皮膚は蒼白, 四肢のまだら模様は減少, 中枢および末梢脈拍は強い, 四肢は冷感, 心拍数 145 回/分, 血圧 92/66 mm Hg, 毛細血管再充満時間 4 秒 **神経学的評価（Disability）および全身観察（Exposure）の評価は小児が安定するまで延期する。** • 神経学的評価（**D**isability）：まだ嗜眠状態 追加の輸液ボーラス投与または追加薬剤の投与について高度医療従事者に相談する。		• 等張晶質液 5〜10 mL/kg を 10〜20 分かけて静脈内ボーラス投与する。ボーラス静注の投与中および投与後は心肺再評価を慎重かつ頻回に実施する。心不全の徴候（呼吸障害の増加, ラ音の悪化）が見られた場合, 輸液投与をただちに中止する。輸液ボーラス投与を耐容できる場合は必要に応じて繰り返し, 持続性のショック症状を治療する。 • 気道, 呼吸, 循環の継続的再評価を実施する。 • ベッドサイド血糖値を測定する。 • 専門家（理想的には小児心臓専門医）に相談する。 • 集中治療室への搬送の準備をする。

各介入の後に再評価－判定－介入を行う。

デブリーフィングツール
PEARS ケースシナリオ 8
小児, 代償性ショック

デブリーフィングの一般原則

- 下表を使ってデブリーフィングを指導する。また, チームダイナミクスデブリーフィングツールも参照すること。
- デブリーフィングは 3〜5 分間とする。
- すべての学習目標を取り扱う。
- デブリーフィングの最後で覚えておくべき重要な事項を要約する。
- **奨励事項:** 受講の自省と参加者全員の取り組み。
- **避けるべきこと:** 講義のような解説, 回答が限定された質問をすること, 話し合いでインストラクターばかりが話すこと

行動	収集	分析	要約
- 初期評価(第一印象)に基づいて即時介入の必要性を判定する - モニターのリード線とパルスオキシメータを取り付ける - 100%酸素を投与し, 酸素投与に対する反応を評価する - 代償性心原性ショックの自他覚症状を判定する - 静脈路／骨髄路の確保を指示する - 等張晶質液 5〜10 mL/kg を 10〜20 分かけて静脈内ボーラス投与するよう指示する - 輸液ボーラス投与中と投与後に心肺機能を慎重にモニターし, 呼吸障害の増加またはラ音の悪化がみられた場合はボーラス投与を中止する必要性を示す - ショックの徴候の治療に必要なだけ輸液ボーラス投与を反復する - ベッドサイド血糖値をチェックする - 小児心臓専門医や集中治療専門医など専門家に相談する必要性を示す	**受講者による観察** - あなたの視点から各イベントについて説明してもらえますか? - この処置をどの程度上手に実施できたと思いますか? - シナリオのそれぞれのイベントを振り返ってもらえますか(計時者／記録者に対しての指示)? - 改善の余地がある点は何ですか? - チームとしてうまくいった点は何ですか? **インストラクターによる観察** - 私は○○に気がつきました。 - 私は○○を観察しました。 - 私は○○を見ました。	**適切に実施できた点(許容される行動)** - どのようにして○○を実施できたのですか? - なぜ○○を実施できたと思いますか? - ○○をどのように実施したのか, もう少し詳しく説明してください。 **改善が必要な点(許容されない行動)** - なぜ○○が起きたと思いますか? - ○○はどのようにして改善したら良いと思いますか? - ○○をしているとき, 何を考えていましたか? - ○○ができなかったのはなぜですか?	**受講者主導の要約** - あなたが学んだ重要事項は何ですか? - 重要な点を誰かまとめてくれますか? - 覚えておくべき重要な事項は何ですか? **インストラクター主導の要約** - 学習した内容をまとめてみましょう… - 学習した内容は, このように思います… - 覚えておくべき重要な事項は… - 重症の疾患や外傷のすべての小児, 特にこの小児のように嗜眠が見られる小児についてはベッドサイド血糖値をチェックする必要性について話し合う。 - [シナリオで追加重要点に対応しなかった場合, ここでコメントする。例:「このシナリオの患者には○○は不要でした。○○が必要だった場合, ○○の計画または実施をどのように行いますか?」]

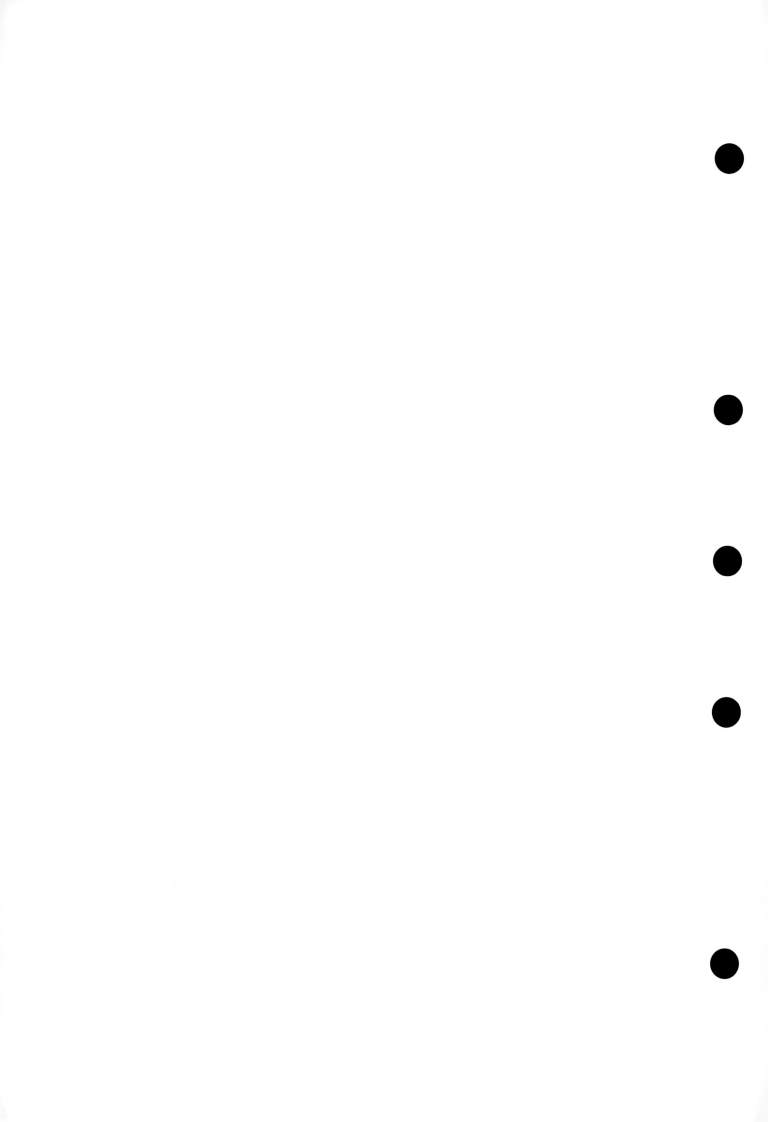

PEARS ケースシナリオ 9
CPR の必要性
（小児, ショック適応リズム, 心停止）

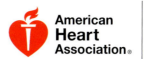

シナリオの導入
（現場に最初に到着する人に指名した受講者を「入り口」に立たせ, 初期評価をさせてからベッドサイドの一次評価を行わせる）

病院搬送前：パートナーが器具を集めている間に, 学校へ1人で入った。11歳の男児が突然倒れ, 体育館の床に横たわっている。教師が CPR を開始し, 電話で救急隊を要請した。

保健室：活発に遊んでいる間に目が回ると言った後に突然倒れた11歳の男児を評価するため, 体育館に呼び出された。現在 CPR が実施されている。

診療所：ぐったりして皮膚が灰白色になった11歳の男児を父親が診療所に連れてきた。父親は校庭で倒れた息子を養護教諭のところへ迎えに行ったばかりであった。

一般病棟：突然ぐったりして皮膚が灰白色になった11歳男児の母親に病室へと呼ばれた。この男児は校庭で失神した後に観察入院していた。

バイタルサイン

心拍数	CPR の実施中
血圧	CPR の実施中
呼吸数	CPR の実施中
SpO₂	CPR の実施中
体温	CPR の実施中
体重	32 kg
年齢	11 歳

シナリオの概要と要件

シナリオの概要
このシナリオの重点は, 心停止とショック適応リズムのある小児の判定と管理にある。質の高い CPR の即時実施と, 胸骨圧迫の中断を最小限にしながらショックの実施を組み込むことを重視する。1回のショックを実施した後, CPR を実施する。次に（2分後）, 心停止が持続し心リズムがまだショック適応と判定される場合は, 2回目のショックを実施する。高度医療従事者が引き継ぐまで, あるいは小児が動き始める（小児が呼吸, 身動き, その他の反応をする）まで, 質の高い CPR を継続する。

シナリオ固有の要件
- 心停止を判定し, 質の高い CPR を10秒以内に開始する
- AED を正しく使用する。これには, AED パッドを貼り, リズム解析とショック実施のため患者から離れ, 胸骨圧迫の中断は最小限にすることが含まれる
- ショックの実施直後から適切な再評価のうえで質の高い CPR を再開し, 高度医療従事者が引き継ぐか小児が動き始めるまで継続する

評価—初期評価（第一印象）（小児評価のトライアングル） → 判定 → 介入

外見
- 四肢の脱力が見られる, 音や光に対する目に見える反応なし

呼吸
- 自発呼吸なし

循環
- 四肢と口唇はチアノーゼで蒼白, 全身が灰白色

判定
- 即時介入が必要

介入
- 救急対応システムに通報する。
- 反応の有無を確認し, 呼吸（なし）と頸動脈／上腕動脈の脈拍（なし）を同時に確認する。
- 質の高い CPR を即時実施する。
- AED が届いたらすぐにパッドを貼る。

評価—一次評価（延期） → 判定 → 介入

- 心停止により一次評価は延期
- AED が「ショック適応リズム」と判断し, ショックの実施を示す
- 体重 32 kg

インストラクターへの注意事項：シナリオは, 時間に応じて1回または2回目のショックの後に終了してよい。2回目の心リズムのチェックでは「ショック不要」の指示が出ることもあるため, 受講者は CPR の再開, 高度医療従事者の到着, 治療の引き継ぎの準備をする。

判定
- 心肺停止
- ショック適応のリズム

介入
- CPR の実施を指示する CPR フィードバック装置を使用する（利用できる場合）。
- AED が到着したら, 電源を入れてパッドを貼る。
- ショック適応のリズムか判定する。
- 可能な限り速やかにショックを実施する。ショック施行後ただちに質の高い CPR を再開する。
- 高度医療従事者が引き継ぐか, 患者が動き始めるなどの反応を示すまで, 質の高い CPR を継続し, 2分ごとに心リズムをチェックする（適応の場合はショックを実施）。

各介入の後に再評価—判定—介入を行う。

© 2018 American Heart Association

デブリーフィングツール
PEARS ケースシナリオ 9
小児, ショック適応リズム, 心停止

デブリーフィングの一般原則

- 下表を使ってデブリーフィングを指導する。また, チームダイナミクスデブリーフィングツールも参照すること。
- デブリーフィングは 3～5 分間とする。
- すべての学習目標を取り扱う。
- デブリーフィングの最後で覚えておくべき重要な事項を要約する。
- **奨励事項:** 受講の自省と参加者全員の取り組み。
- **避けるべきこと:** 講義のような解説, 回答が限定された質問をすること, 話し合いでインストラクターばかりが話すこと

行動	収集	分析	要約
受講者による観察	**適切に実施できた点（許容される行動）**	**受講者主導の要約**	
・心停止を判定し, CPR を 10 秒以内に開始する ・フィードバック装置（利用できる場合）を使って質の高い CPR をただちに開始するよう指示し, 蘇生全体の質をモニターする ・AED が届いたらすぐに使用し, パッドを貼りつける間も CPR が続いていることを確認する ・ショック適応のリズムか判定する ・胸骨圧迫の中断は最小限にしながら AED ショックの安全な実施を指示する ・各回のショック実施後, 胸骨圧迫から始まる質の高い CPR の即時再開を指示する ・2 回目の心リズムのチェックでショック適応リズムがまだ認められる場合は, 2 回目のショックの安全な実施を指示する ・高度医療従事者が引き継ぐまで, あるいは小児が動き始めるか, その他の反応をするまで, 質の高い CPR を継続する	・あなたの視点から各イベントについて説明してもらえますか？ ・この処置をどの程度上手に実施できたと思いますか？ ・シナリオのそれぞれのイベントを振り返ってもらえますか（計時者／記録者に対しての指示）？ ・改善の余地がある点は何ですか？ ・チームとしてうまくいった点は何ですか？	・どのようにして○○を実施できたのですか？ ・なぜ○○を実施できたと思いますか？ ・○○をどのように実施したのか, もう少し詳しく説明してください。	・あなたが学んだ重要事項は何ですか？ ・重要な点を誰かまとめてくれますか？ ・覚えておくべき重要な事項は何ですか？
	インストラクターによる観察 ・私は○○に気がつきました。 ・私は○○を観察しました。 ・私は○○を見ました。	**改善が必要な点（許容されない行動）** ・なぜ○○が起きたと思いますか？ ・○○はどのようにして改善したら良いと思いますか？ ・○○をしているとき, 何を考えていましたか？ ・○○ができなかったのはなぜですか？	**インストラクター主導の要約** ・学習した内容をまとめてみましょう… ・学習した内容は, このように思います… ・覚えておくべき重要な事項は…

PEARS ケースシナリオ 10

CPR の必要性
（乳児，ショック非適応の心停止前リズム，徐脈）

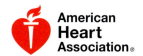

シナリオの導入
（現場に最初に到着する人に指名した受講者を「入り口」に立たせ，初期評価をさせてからベッドサイドの一次評価を行わせる）

病院搬送前： パートナーが器具を集めている間に，家の中へ 1 人で入った。7 カ月の女児は反応がない。

保健室： デイケアセンターの保育室に呼び出された。7 カ月の女児には反応がない。

診療所： 7 カ月の女児を両親が診療所に連れてきた。女児に反応はない。受付にいるのはあなた 1 人である。

一般病棟： 7 カ月の女児が鎮静薬の投与の関わる処置から戻ってきた。女児は反応がない。

バイタルサイン	
心拍数	40 回/分
血圧	延期
呼吸数	6 回/分
SpO₂	測定不能
体温	延期
体重	8 kg
年齢	7 カ月

シナリオの概要と要件

シナリオの概要
このシナリオの重点は，CPR を必要とする徐脈患者（心停止前状態）の迅速な認識と初期管理にある。適切な行動には，救急対応システムへの通報，100 %酸素によるバッグマスク換気，十分な酸素化と換気にも関わらず心拍数が 60 回/分未満のままで循環不良の徴候が見られる場合の質の高い CPR の開始が含まれる。

シナリオ固有の要件
- **気道，酸素化，換気の補助に反応がなく循環不良を伴う徐脈を判定し，10 秒以内に質の高い CPR を開始する：** このシナリオでは，他の救助者が到着した時に，救助者が 2 人の場合の小児に対する CPR を実施する（胸郭包み込み両母指圧迫法）。
- 低酸素症による徐脈のある患者に気道，酸素化，換気の補助（バッグマスク換気とその後の CPR）を実演する
- **徐脈患者に対する CPR の適応を判定する：** このシナリオでは，バッグマスク換気に加えて胸骨圧迫が必要である。これは，酸素化と換気の補助に関わらず乳児の心拍数が 60 回/分未満で循環不良の徴候を伴うためである。
- **最も一般的な徐脈の原因を示す：** このシナリオは，乳児および幼児の低心拍数の最も一般的な原因である低酸素性徐脈の乳児を描いている。
- 高度医療従事者が到着するまで，適切な再評価をしながら質の高い CPR を実施する

評価—初期評価（第一印象）
（小児評価のトライアングル）

外見
- ぐったりしている，音や光に対する目に見える反応なし

呼吸
- 呼吸数が極端に少ない，同等だが顕著に浅い胸郭の上下

循環
- チアノーゼ

→ **判定** →
- 即時介入が必要

→ **介入**
- 救急対応システムに通報する。
- 100 %酸素によるバッグマスク換気を開始する。
- 心電図モニター／AED を装着する。
- パルスオキシメータを装着する。

評価——次評価
介入を実施するまで延期

- **初期バイタルサイン：** 心拍数 40 回/分，バッグマスク換気により 48 回/分へ増加，呼吸数 6 回/分，SpO₂ 測定不能，血圧は延期，体温は延期，体重 8 kg（推定）
- **気道（Airway）：** バッグマスク換気で開通維持可能
- **呼吸（Breathing）：** チアノーゼ，胸の上がりは両方で同等だが浅い，呼吸数 6 回/分，SpO₂ 脈波が不十分
- **循環（Circulation）：** チアノーゼ，中枢脈拍は微弱，末梢脈拍は不触知，血圧は延期，心拍数 40 回/分，バッグマスク換気により 48 回/分へ上昇
- **神経学的評価（Disability）：** 心拍数が 60 回/分を超えるまで延期
- **全身観察（Exposure）：** 心拍数が 60 回/分を超えるまで延期

→ **判定** →
- 遅い心拍
- 低酸素血症と不十分な換気
- 循環不良

→ **介入**
- 100 %酸素を用いたバッグマスク換気の開始後に酸素化，換気，心拍数を再評価する。
- 心拍数が 60 回/分未満のままで循環不良の徴候がある場合，胸骨圧迫を開始する。2 人目の救助者が到着したら，救助者が 2 人の場合の CPR を胸郭包み込み両母指圧迫法を用いて実施する。
- CPR フィードバック装置（利用できる場合）を使用して CPR の実施を指示する。

© 2018 American Heart Association

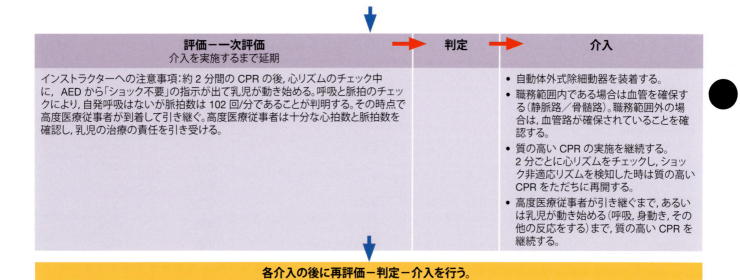

評価ー一次評価 介入を実施するまで延期	判定	介入
インストラクターへの注意事項：約2分間のCPRの後，心リズムのチェック中に，AEDから「ショック不要」の指示が出て乳児が動き始める。呼吸と脈拍のチェックにより，自発呼吸はないが脈拍数は102回/分であることが判明する。その時点で高度医療従事者が到着して引き継ぐ。高度医療従事者は十分な心拍数と脈拍数を確認し，乳児の治療の責任を引き受ける。		● 自動体外式除細動器を装着する。 ● 職務範囲内である場合は血管を確保する（静脈路／骨髄路）。職務範囲外の場合は，血管路が確保されていることを確認する。 ● 質の高いCPRの実施を継続する。2分ごとに心リズムをチェックし，ショック非適応リズムを検知した時は質の高いCPRをただちに再開する。 ● 高度医療従事者が引き継ぐまで，あるいは乳児が動き始める（呼吸，身動き，その他の反応をする）まで，質の高いCPRを継続する。

各介入の後に再評価ー判定ー介入を行う。

デブリーフィングツール
PEARS ケースシナリオ 10
乳児，ショック非適応の心停止前リズム，徐脈

デブリーフィングの一般原則

- 下表を使ってデブリーフィングを指導する。また，チームダイナミクスデブリーフィングツールも参照すること。
- デブリーフィングは 3～5 分間とする。
- すべての学習目標を取り扱う。
- デブリーフィングの最後で覚えておくべき重要な事項を要約する。
- **奨励事項:** 受講の自省と参加者全員の取り組み。
- **避けるべきこと:** 講義のような解説，回答が限定された質問をすること，話し合いでインストラクターばかりが話すこと

行動	収集	分析	要約
	受講者による観察	**適切に実施できた点（許容される行動）**	**受講者主導の要約**
・初期評価（第一印象）の判定中に不十分な呼吸数とチアノーゼを認識し，救急対応システムに通報し，ただちに 100 %酸素を用いたバッグマスク換気を実施する ・不十分な呼吸と循環不良を伴う，極めて遅い心拍を判定する（心停止前状態） ・バッグマスク換気への反応として心拍数を再評価する ・心拍数が 60 回/分未満のままで循環不良の徴候がある時に CPR の必要性を判定する（バッグマスク換気に胸骨圧迫を追加） ・高度医療従事者が引き継ぐまで，あるいは乳児が動き始めるか，その他の反応をするまで，質の高い CPR と適切な再評価を実施する ・最も一般的な徐脈（低酸素症）の原因を示す	・あなたの視点から各イベントについて説明してもらえますか？ ・この処置をどの程度上手に実施できたと思いますか？ ・シナリオのそれぞれのイベントを振り返ってもらえますか（計時者／記録者に対しての指示）？ ・改善の余地がある点は何ですか？ ・チームとしてうまくいった点は何ですか？	・どのようにして○○を実施できたのですか？ ・なぜ○○を実施できたと思いますか ・○○をどのように実施したのか，もう少し詳しく説明してください。	・あなたが学んだ重要事項は何ですか？ ・重要な点を誰かまとめてくれますか？ ・覚えておくべき重要な事項は何ですか？
	インストラクターによる観察	**改善が必要な点（許容されない行動）**	**インストラクター主導の要約**
	・私は○○に気がつきました。 ・私は○○を観察しました。 ・私は○○を見ました。	・なぜ○○が起きたと思いますか？ ・○○はどのようにして改善したら良いと思いますか？ ・○○をしているとき，何を考えていましたか？ ・○○ができなかったのはなぜですか？	・学習した内容をまとめてみましょう… ・学習した内容は，このように思います… ・覚えておくべき重要な事項は… ・[シナリオで重要点に対応しなかった場合，ここでコメントする。例：「このシナリオの患者には○○は不要でした。○○が必要だった場合，○○の計画または実施をどのように行いますか？」]

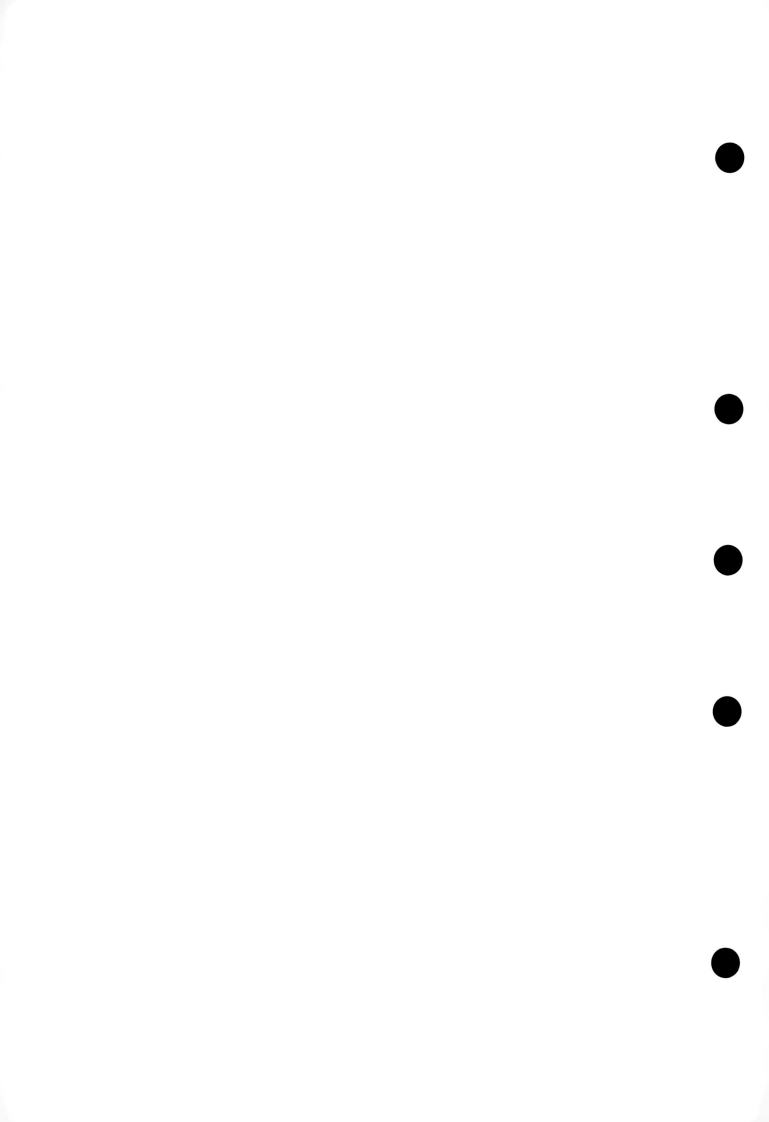

チームダイナミクス デブリーフィングツール

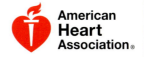

指示事項

- デブリーフィングの指針として，次の表を使用する。
- チームダイナミクスの各要素を観察し，記録する。
- シナリオセッション毎のデブリーフィングで，チームダイナミクスの要素を2〜3項目ずつ取り上げて話し合う。

行動	収集	分析	要約
クローズドループコミュニケーション ・指示を出した時にその内容が了解されて（復唱などで）確認される ・指示された内容を声に出して実施する **明確なメッセージ** ・チームメンバーの話し方が明確である ・指示に疑問があれば質問する **明確な役割** ・チームメンバー全員に適切な役割が与えられている ・必要に応じて役割分担を見直す **自分の限界の把握** ・支援を要請する ・必要に応じて助言を求める **知識の共有** ・チームメンバーと情報を共有する ・意見や提案を求める **建設的介入** ・優先順位を決める ・間違いを犯した仲間に質問する **再評価と要約** ・患者を再評価する ・患者の病状と治療計画を要約する **相互尊重** ・落ち着いた，親しみやすい口調で話す ・良い点を指摘する	**受講者による観察** ・あなたの視点からそれぞれのイベントを説明してもらえますか？ ・この処置をどの程度上手に実施できたと思いますか？ ・シナリオのそれぞれのイベントを振り返ってもらえますか？（計時者／記録者に対しての指示） ・改善の余地がある点は何ですか？ ・チームとしてうまくいった点は何ですか？	**適切に実施できた点** ・どのようにして○○を実施できたのですか？ ・なぜ○○を実施できたと思いますか ・○○をどのように実施したのか，もう少し詳しく説明してください。	**受講者主導の要約** ・あなたが学んだ重要事項は何ですか？ ・重要な点を誰かまとめてくれますか？ ・覚えておくべき重要な事項は何ですか？
	インストラクターによる観察 ・私は○○に気がつきました。 ・私は○○を観察しました。 ・私は○○を見ました。	**改善が必要な点** ・なぜ○○が起きたと思いますか？ ・○○はどのようにして改善したらよいと思いますか？ ・○○をしている時，何を考えていましたか？ ・○○ができなかったのはなぜですか？	**インストラクター主導の要約** ・学習した内容をまとめてみましょう… ・学習した内容は，このように思います… ・覚えておくべき重要な事項は…

© 2018 American Heart Association

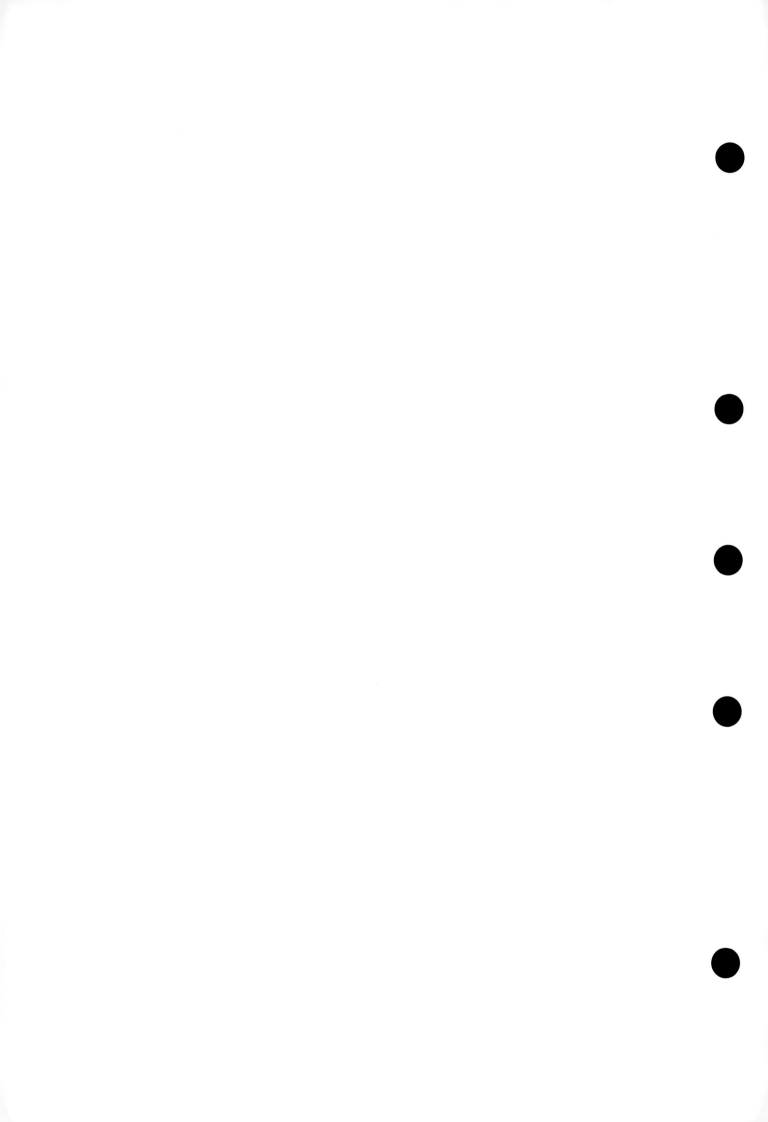

パート 6

PEARS レッスンプラン

レッスンの番号はラベル付けと便宜上のためにのみ付けたものである。

受講前の準備

インストラクターへのヒント

- 伝えたいメッセージを用意し,予想される質問／問題に対して対策を練り,準備万端にしておく。準備のこの部分で費やす時間は非常に貴重である
- 起こりうる課題に対する計画を立てる
  - 受講者用教材が期日までに届かない
  - 器材の不具合／誤動作
  - 電池切れ／電池不足
  - 教室の変更

コース開始 30〜60 日前

- コースの詳細を決定
  - 対象者
  - 受講者数
  - 特殊なニーズや器材
- 器材の確認と確保
- 日程が決まり次第,教室を予約
- 必要に応じて追加のインストラクターを予約

アクティビティ	推奨される規模または比率
大人数グループでのやり取り	グループの規模は,教室の大きさとビデオモニターまたはプロジェクタースクリーンの数によって制限される
学習ステーション	6：1,最大で 8：1 • 受講者とインストラクターの比率は 6：1,最大で 8：1（必要に応じて追加時間がかかる）

コース受講の 3 週間以上前

- 教室の予約と環境の整備状況を確認する
- 受講者に受講前文書と受講者用教材を送付する
- 必要に応じて追加のインストラクターのスケジュールを確認する
- **地域の治療プロトコールを調査し,ディスカッションの準備をする**

コースの前日

- 部屋を準備する
- クラスの規模に合わせ,必要に応じて追加のインストラクターと計画を調整する
- すべての器材が揃っており,動作テスト済みであることを確認する
  - 器材の予備の電池を手元に用意しておく
- トレーニングセンターのコーディネーターに,トレーニングセンター固有の必要書類があるかどうか確認する
- PEARS コース受講者名簿などの必要書類がすべて整っていることを確認する
- インストラクターが各自の担当ステーションとローテーションを把握していることを確認する

コースの当日
- すべての器材が作動することを確認する
- 到着した受講者に声をかけて歓迎し,受講者の緊張をほぐす
- 受講者にコース名簿に記入してもらう。受講者名簿はトレーニングセンターによって異なる。インストラクターネットワーク(www.ahainstructornetwork.org)を参照のこと

PEARS 器材リスト

器材および用品	必要な数量
書類	
受講前文書	受講者ごとに 1 つ
受講者名簿	コースごとに 1 つ
名札	受講者ごとおよびインストラクターごとに 1 つ
コース日程	受講者ごとおよびインストラクターごとに 1 つ
コース修了カード	受講者ごとに 1 つ
『PEARS プロバイダーマニュアル』	受講者ごとおよびインストラクターごとに 1 つ
レッスンプラン付きの『PEARS インストラクターマニュアル』	インストラクターごとに 1 つ
シナリオ	インストラクターごとに 1 つ
チームの役割ラベル	ステーションごとに 1 セット(各受講者のチーム役割の識別用)
BLS スキルテストチェックリスト	受講者ごとに 1 つ
PEARS のアルゴリズム,まとめ,フローチャート	ステーションごとに 1 セット
映像を用いた試験	受講者ごとに 1 つ
試験の解答用紙(未記入)	受講者ごとに 1 つ
映像を用いた試験の解答キー	受講者ごとに 1 つ
視聴覚機器	
DVD プレーヤー付きの TV または DVD ドライブ付きのコンピュータ,プロジェクター,スクリーン	コースごとに 1 つ
コース DVD	コースごとに 1 つ
BLS 器材	
小児 CPR マネキン	受講者 3 名ごとに 1 つ
乳児 CPR マネキン	受講者 3 名ごとに 1 つ
小児気道マネキン	受講者 12 名ごとに 1 つ
ストップウォッチ	インストラクターごとに 1 つ
カウントダウンタイマー	インストラクターごとに 1 つ
成人/小児用 AED トレーニングパッド付きの AED トレーナー	受講者 3 名ごとに 1 つ

(続く)

(続き)

器材および用品	必要な数量
CPR のときに乗る台	受講者 3 名ごとに 1 つ
CPR フィードバック装置（利用できる場合）	受講者 3 名ごとに 1 つ
気道および換気	
小児用ポケットマスクおよび乳児用ポケットマスク	受講者 3 名ごとに 1 つまたは受講者ごとに 1 つ
一方向弁	受講者ごとに 1 つ
乳児および小児マネキン用バッグマスク, 容器, チューブ	受講者 3 名ごとに 1 つ（BLS スキルテスト）ステーションごとに 1 つ（学習ステーションとスキル実習ステーション）
口咽頭エアウェイ*	ステーションごとに 1 セット
水溶性潤滑剤*	ステーションごとに 1 つ
リザーバー付き非再呼吸式マスク／簡易酸素マスク*	ステーションごとに 1 つ
鼻カニューレ*	ステーションごとに 1 つ
吸引カテーテル（さまざまなサイズ）*	ステーションごとに 1 つ
噴霧装置*	ステーションごとに 1 つ
定量噴霧型吸入器（MDI）, スペーサー器具*	ステーションごとに 1 つ
血管路確保	
点滴用器材（カテーテル, チューブ, 三方活栓, T 型コネクタ, 点滴ポール）*	ステーションごとに 1 つ
等張晶質液（生理食塩液または乳酸リンゲル液）*	ステーションごとに 1 つ
注射器*	ステーションごとに 1 つ
心電図モニター／電気的治療	
モニター*	ステーションごとに 1 つ
手動式除細動器†	ステーションごとに 1 つ
電極リード, 電極パッド（小児用および成人用）*	ステーションごとに 1 つ
予備のバッテリーまたは電源コード*	ステーションごとに 1 つ
研修モジュール付き AED	ステーションごとに 1 つ
推奨される薬物または薬物パッケージ	
サルブタモール - イプラトロピウム混合液, 噴霧器*	ステーションごとに 1 つ
アドレナリン：1：1000, 噴霧器* アドレナリン自己注射器*	ステーションごとに 1 つ

（続く）

(続き)

器材および用品	必要な数量
安全性	
とがったものを入れる容器（実際の針を使用する場合）*	コースごとに1つ
その他	
身長別蘇生テープ	ステーションごとに1つ
タオル	ステーションごとに1つ
血圧計カフ	ステーションごとに1つ
聴診器	ステーションごとに1つ
受講者の各実習およびコース終了後に使用する清掃用品	
マネキン清掃用品	状況に応じて異なる

*気道およびショックのスキル実習用器材
†トレーニングセンターでPEARSプロバイダーによる使用を必要とする場合に限る

インストラクターのメモ

_____
_____
_____
_____
_____

次へ
コースの紹介

レッスン
コースの紹介

10 分間

インストラクターへのヒント

- 伝えたい内容, 重要事項, 目指している結果をしっかりと把握しておくことが指導の成功にとって重要である
- 受講者の学習ニーズに合わせて意欲的にレッスンプランを調整する
- はじめに:クラスの受講者名簿または視覚的補助教材(フリップチャート, ホワイトボード)を活用して, コース中の受講者の状況を把握する(氏名, 職務範囲, 勤務先など)

ディスカッション

大人数のグループでは, 受講者全員で以下の点について話し合う

- 自己紹介を行い, 必要に応じて他のインストラクターも紹介する
- 受講者に, 以下の情報を含めた自己紹介をするよう促す。
  - 名前
  - 職業
  - 専門分野
  - 勤務地
- 受講者の自己紹介を聞きながら, 各自の職業や専門分野を記録する。これはインストラクターにとって今後のケースシナリオやレッスンを調整する際に役立つ情報となる
- コースが双方向型であることを説明し, 以下のチェックリストの使用方法について話し合う
  - BLS スキルテストチェックリスト(2)
    - 小児に対する CPR および AED
    - 乳児に対する CPR
- コースの一部に若干体力を使う実習があることを説明する
  - 例えば, レッスン 4A では CPR を取り上げるが, これは胸骨圧迫を数回行う必要があり, 体力を使う可能性がある
- 膝や腰の問題など, 身体的に困難な人がいるかどうかを確認し, インストラクターの 1 人に相談する
- 洗面所や非常口など, 建物のレイアウトを説明する
- 建物内のどこに AED があるのかを教える
- 受講者に携帯電話はサイレントモードにするよう呼びかける
  - 電話に出なければならない時は廊下に出るように伝える
- 受講者に終了予定時刻を伝える

インストラクターのメモ

次へ
Life Is Why アクティビティ
(オプション)

レッスン 1
Life Is Why® アクティビティ（オプション）

5 分間

インストラクターへのヒント
- このレッスンを進める前に，インストラクターマニュアルの Life Is Why アクティビティに記入しておく。自分の「_____ Is Why」を準備しておいて受講者に披露する
- CPRverify のインストラクター向けリソースから Life Is Why アクティビティをコピーし，プロバイダーマニュアルをクラスに持参し忘れた受講者に配れるように用意しておくことができる

Life Is Why ビデオを再生する
- ビデオを再生する

ディスカッション
– クラスに積極的に参加してもらうため，Life Is Why のビデオを鑑賞した後，インストラクターマニュアルの Life Is Why アクティビティに記入した自分の Why を 2～3 分使ってクラスに紹介する。
- 次に，受講者に以下のアクティビティに参加するよう促す。
    – 受講者にプロバイダーマニュアルの「_____ Is Why」のページを開いて以下の指示に従うように伝える。受講者に次のように説明する。
        - あなたの Why を説明する言葉で空欄を埋めて，このアクティビティを完成させてください
        - 家族や友人にあなたの「_____ Is Why」を伝え，相手にもその人自身の Why を発見してもらいましょう

AHA の Life Is Why アイコン
- 受講者マニュアル全体にわたって，このクラスで学習することと Life Is Why および心血管治療の重要性を関連付ける情報が記載されていることを受講者に説明する。この情報の目印は Life Is Why のハートとトーチのアイコンである。
- 受講者に，本日学習することはアメリカ心臓協会（American Heart Association, AHA）のミッションに影響を及ぼすということを覚えておくように言う。

インストラクターのメモ

次へ
コースの概要

レッスン 2
コースの概要

5 分間

インストラクターへのヒント
- 日程の時間割には気を配り, 各レッスンはできるだけ想定時間内に収める
- 受講者によっては学習方法が異なるため, さまざまな指導技法（視覚, 聴覚, 運動感覚）を使用する必要に迫られる場合がある
- 昼休みの前後または 1 日の終わりに数分間を設けて, 受講者に大人数のグループの環境では尋ねにくい質問を尋ねる機会を与える
- すべてのレッスンプランで太字で書かれている項目は重要度が高いものを示す

コースの概要のビデオを再生する
大人数のグループでは, 受講者全員で以下を行う
- ビデオを再生する

ディスカッション
大人数のグループでは, 受講者全員で以下の点について話し合う
- **ビデオ撮影のために医療処置を遅らせたことは一切ない。登場する子ども達はすべて, 時宜を得た適切な医療処置を受けており, 撮影にあたっては, 事前に親の承諾を得ている**
- コースの主な構想を受講者が理解できるようにする
    - 患者が生存する上で質の高い CPR が持つ重要性
    - 質の高い BLS と小児の処置および効果的なチームダイナミクスへの統合

受講者に, コース中のすべてのステーションで『PEARS プロバイダーマニュアル』を持参する必要があることを伝える
- 受講者にコースの修了要件を知らせる
    - PEARS コースの修了要件
        - 学習ステーションで積極的に参加, 実習, および修了する
        - 小児に対する CPR および AED と乳児に対する CPR のスキルテストに合格する
        - 映像を用いた試験に 84 % 以上の正解率で合格する

インストラクターのメモ

次へ
小児蘇生の科学

レッスン 3
小児蘇生の科学

10 分間

学習目標
- 『AHA 心肺蘇生と救急心血管治療のためのガイドラインアップデート 2015（*2015 AHA Guidelines Update for CPR and ECC*）』にのっとった BLS を実施する

インストラクターへのヒント
- ビデオを再生した後で，この新しい情報が受講者の臨床現場にどのように当てはまるのかを必ず強調する
- 受講者がコース全体を通じてこの情報を強化できるようにする
- ビデオで学習した内容を最適化するため，科学技術に関する最新情報をビデオで学習した内容や受講者の職務範囲にどのように活用できるかと結び付けるよう努める

受講者に『PEARS プロバイダーマニュアル』のパート 1 の「科学技術に関する更新情報」の項およびパート 13 の表 18 のページを開いてもらう

小児蘇生の科学のビデオを再生する
大人数のグループでは，受講者全員で以下を行う
- ビデオを再生する

ディスカッション
- 受講者の質問に簡潔に回答する（このレッスンの「質の高い CPR の要素のまとめ」の表を参照）
- 質問がない場合は，重要な概念を強調するため，受講者に質問してもよい

BLS プロバイダーによる質の高い CPR の要素のまとめ ― 小児および乳児に対する BLS の主要要素の比較

要素	成人および青少年	小児 （1 歳から思春期まで）	乳児 （1 歳未満，新生児を除く）
周囲の安全確認	救助者および傷病者にとって安全な環境であることを確認する		
心停止の認識	反応の有無のチェック 呼吸なしまたは死戦期呼吸のみ（正常呼吸なし） 10 秒以内にはっきりとした脈拍を触知できない （呼吸と脈拍のチェックは，10 秒未満で同時に実施できる）		
救急対応システムへの通報	自分 1 人しかおらず携帯電話を持っていない場合は，CPR を開始する前に，傷病者から離れて救急対応システムに出動を要請し，AED を取りに行く 他にも救助者がいる場合は誰かに依頼し，CPR をただちに開始する。準備が整い次第ただちに AED を使用する	**卒倒を目撃した場合** 左記の成人および青少年の手順に従う **卒倒を目撃しておらず，救助者が 1 人の場合** CPR を 2 分間行う 傷病者から離れて，救急対応システムに出動を要請し，AED を取りに行く 小児または乳児のところに戻ったら CPR を再開し，準備が整い次第ただちに AED を使用する	
胸骨圧迫と換気の割合 （高度な気道確保器具を装着していない場合）	**救助者が 1 人または 2 人** 30：2	**救助者が 1 人** 30：2 **救助者が 2 人以上** 15：2	
胸骨圧迫と換気の割合 （高度な気道確保器具を装着している場合）	継続的な胸骨圧迫を 100～120 回/分のテンポで行う 人工呼吸は 6 秒に 1 回（10 回/分）実施		
圧迫のテンポ	100～120 回/分		
圧迫の深さ	5 cm 以上*	胸郭前後径の 1/3 以上 約 5 cm	胸郭前後径の 1/3 以上 約 4 cm
手の位置	胸骨の下半分に両手を置く	胸骨の下半分に両手または片手を置く（体格の小さな小児に対しては，どちらかの方法を使用できる）	**救助者が 1 人** 胸部中央の乳頭間線のすぐ下に 2 本の指を置く **救助者が 2 人以上** 胸部中央の乳頭間線のすぐ下で，両手の親指を使って胸郭包み込み両母指圧迫法を行う
胸郭の戻り	圧迫のたびに胸郭が完全に元に戻るまで待つ （圧迫の中断のたびに，胸部によりかからない）		
中断を最小限に抑える	胸骨圧迫の中断を 10 秒未満に抑える		

*圧迫の深さは 6 cm を超えないようにする。
略語：AED：自動体外式除細動器，CPR：心肺蘇生。

次へ

学習／テストステーション：小児に対する質の高い BLS の実習

レッスン 4A
学習／テストステーション：
小児に対する質の高い BLS の実習

25 分間

学習目標
- 『AHA 心肺蘇生と救急心血管治療のためのガイドラインアップデート 2015（*2015 AHA Guidelines Update for CPR and ECC*）』にのっとった BLS を実施する

インストラクターへのヒント
- 「ビデオを見ながら練習」では，ビデオを再生する前に重要な概念の概要を説明する
- テストの際は，正確で客観的な評価を行うため，ストップウォッチまたはフィードバック装置（強く推奨）を使用する
- 「小児に対する CPR および AED スキルテストチェックリスト」に精通しておく（スキルテストチェックリストの使用法の詳細については，『PEARS インストラクターマニュアル』の「パート 3：テストおよび補習」を参照）

一次救命処置のビデオを再生する
- ビデオを再生する
- ビデオは受講者に練習する位置につくよう指示し，自動的に一時停止する

ビデオを見ながら練習：小児に対する 1 人法の CPR
- 受講者にマネキンの前で位置取りをさせる
  - マネキン 1 体を 2～3 名の受講者で使用する
  - 受講者ごとに 1 個の一方向弁が必要であるビデオを再開する
- 受講者がビデオに注意を払いながら CPR の実習をしていることを確認する
- 指示型フィードバック装置の使用を強く推奨する
- よい点を指摘したうえで，修正のためのフィードバックを行う
- 上腕動脈の脈拍をチェックする正しい方法を実演する
- ストップウォッチや計時装置を使用して，受講者が胸骨圧迫中に計時されることに慣れさせておく
- 受講者に，小児に対する質の高い BLS テストビデオで練習し，役割を交替することを伝える
- 以下の概念を強調する：
  - CPR を開始する前に，受講者は患者に大丈夫かと尋ねること。患者が応答しない場合は，呼吸と脈拍を確認する
  - 受講者の肩はマネキンの胸骨の真上に位置し，腕はまっすぐ伸びていること
  - 強く，速く押す（適切な速さと深さ）
    - 胸骨は，少なくとも胸部の前後方向の長さの 3 分の 1（ほとんどの小児では 5 cm）の深さで圧迫する
    - テンポは 100～120 回/分

- 圧迫を行うたびに胸郭が元に戻るまで待つ（胸の戻り）。胸郭が戻る間に胸部に圧力を加えない（つまり、胸部によりかからない）
- 胸骨圧迫の中断の回数と長さを最小限にする
• ビデオは自動的に一時停止する。練習のため繰り返し再生する

ビデオを見ながら練習：小児用のバッグマスク器具

- ビデオを再開する
- 受講者がビデオに注意を払いながら、胸骨圧迫の中断中に使用されるバッグマスク換気の実習をしていることを確認する
- よい点を指摘したうえで、修正のためのフィードバックを行う
- 患者の頭部側から正しい EC クランプ法を実演する
- 適切な換気回数と換気量を実演する。**膨らませすぎないこと**
  - 圧迫サイクルの間に 2 回の人工呼吸を行う
  - 胸の上がりが目視できるまで人工呼吸する
- ビデオは自動的に一時停止する。練習のため繰り返し再生する

受講者の実習：AED

- ビデオを再開する
- ビデオは AED の使用方法を説明した後、練習のため自動的に一時停止する
- 正しい AED の使用方法を実演する
- AED に関する受講者の質問に回答する
- 受講者をグループに分けて AED の使用方法を練習する
- 受講者が AED を効果的に操作できることを確認する
- ビデオは自動的に一時停止する。練習のため繰り返し再生する

受講者の実習：総まとめ

- ビデオを再開する
- 受講者は、胸骨圧迫、バッグマスク換気、AED スキルを練習すること
- 練習の後で受講者をテストする

インストラクターのメモ

次へ

学習／テストステーション：
小児に対する質の高い
BLS テスト：テストの詳細

レッスン 4B
学習／テストステーション：
小児に対する質の高い BLS テスト：
テストの詳細

15 分間

インストラクターへのヒント

- テストの際は，正確で客観的な評価を行うため，ストップウォッチまたはフィードバック装置（強く推奨）を使用する
- 「小児に対する CPR および AED スキルテストチェックリスト」を復習しておく（スキルテストチェックリストの使用法の詳細については，『PEARS インストラクターマニュアル』の「パート 3：テストおよび補習」を参照）
- 受講者がテストを受けている間に，その受講者の「小児に対する CPR および AED スキルテストチェックリスト」に記入する

スキルテスト

- **一度に 1 人の受講者をテストする**
- テスト中ではない受講者に，別のマネキンで実習を進めるよう伝える
- スキルテストチェックリストでは，シナリオの 1 つが各受講者の業務範囲に合致するよう考慮する
- 各受講者は，**インストラクターの指示を受けずに**，2 人法の CPR および AED の手順全体を実演しなければならない
- 適切に以下を実施できているか，テスト中の受講者を注意深く観察する
  - 圧迫のテンポ（ストップウォッチを使用する）
  - 圧迫の深さ
    - 例えば，圧迫の深さをフィードバック装置（強く推奨）でチェックする
- 受講者が（チェックリストの要件に基づき）テストに合格しなかった場合は，直後の補習を受けるように案内する
  - 各受講者は，このステーションでもう 1 回だけ再テストを受けることができる
  - 受講者が 2 回目のテストに合格できなかった場合は，コース終了時にその受講者が正式な補習を受けられるようにすること（『PEARS インストラクターマニュアル』の「パート 3：テストおよび補習」を参照）
- 受講者ごとに，小児に対する CPR および AED スキルテストチェックリストを記入する
- 患者が生存する上で質の高い CPR が持つ重要性についてまとめる

インストラクターのメモ

___

___

___

次へ

学習／テストステーション：
乳児に対する質の高い BLS の実習

レッスン 5A
学習／テストステーション：
乳児に対する質の高い BLS の実習

20 分間

学習目標
- 『AHA 心肺蘇生と救急心血管治療のためのガイドラインアップデート 2015（*2015 AHA Guidelines Update for CPR and ECC*）』にのっとった BLS を実施する

インストラクターへのヒント
- 「ビデオを見ながら練習」では，ビデオを再生する前に重要な概念の概要を説明する
- テストの際は，正確で客観的な評価を行うため，ストップウォッチまたはフィードバック装置（強く推奨）を使用する
- 「乳児に対する CPR スキルテストチェックリスト」に精通しておく（スキルテストチェックリストの使用法の詳細については，『PEARS インストラクターマニュアル』の「パート 3：テストおよび補習」を参照）

一次救命処置のビデオを再生する
- ビデオを再生する
- ビデオは受講者に練習する位置につくよう指示し，自動的に一時停止する

ビデオを見ながら練習：乳児の胸骨圧迫
- 受講者にマネキンの前で位置取りをさせる
  - マネキン 1 体を 2〜3 名の受講者で使用する
  - 受講者ごとに 1 個の一方向弁が必要である
- ビデオを再開する
- 受講者がビデオに注意を払いながら CPR の実習をしていることを確認する
- 指示型フィードバック装置の使用を強く推奨する
- よい点を指摘したうえで，修正のためのフィードバックを行う
- 上腕動脈の脈拍をチェックする正しい方法を実演する
- ストップウォッチや計時装置を使用して，受講者が胸骨圧迫中に計時されることに慣れさせておく
- 受講者に，乳児に対する質の高い BLS テストビデオで練習し，役割を交替することを伝える
- ビデオは自動的に一時停止する。練習のため繰り返し再生する

ビデオを見ながら練習：乳児に対する 2 人法の CPR

- 受講者にマネキンの前で位置取りをさせる
    - マネキン 1 体を 2〜3 名の受講者で使用する
- ビデオを再開する
- 受講者がビデオに注意を払いながら CPR の実習をしていることを確認する
- 指示型フィードバック装置の使用を強く推奨する
- よい点を指摘したうえで，修正のためのフィードバックを行う
- 乳児の頭の位置を決める正しい方法を実演する
- ストップウォッチや計時装置を使用して，受講者が胸骨圧迫中に計時されることに慣れさせておく
- 受講者に，乳児に対する質の高い BLS テストビデオで練習し，役割を交替することを伝える
- ビデオは自動的に一時停止する。練習のため繰り返し再生する

受講者の実習：総まとめ

- ビデオを再開する
- ビデオを一時停止し，受講者はバッグマスク換気スキルとともに，胸骨圧迫を実習する
- 練習の後で受講者をテストする

インストラクターのメモ

次へ

学習／テストステーション：
乳児に対する質の高い
BLS テスト：テストの詳細

レッスン 5B
学習／テストステーション：
乳児に対する質の高い BLS テスト：
テストの詳細

15 分間

インストラクターへのヒント
- テストの際は，正確で客観的な評価を行うため，ストップウォッチまたはフィードバック装置（強く推奨）を使用する
- 受講者をテストする前に「乳児に対する CPR スキルテストチェックリスト」を復習しておく（スキルテストチェックリストの使用法の詳細については，『PEARS インストラクターマニュアル』の「パート 3：テストおよび補習」を参照）
- 受講者がテストを受けている間に，その受講者の「乳児に対する CPR スキルテストチェックリスト」に記入する

スキルテスト
- 一度に 1 人の受講者をテストする
- テスト中ではない受講者に，別のマネキンで実習を進めるよう伝える
- スキルテストチェックリストでシナリオうちの 1 つを受講者の職務範囲に合致させることを検討する
- 各受講者は，**インストラクターの指示を受けずに**，2 人法 CPR の手順全体を実演しなければならない
- 適切に以下を実施できているか，テスト中の受講者を注意深く観察する
  - 圧迫のテンポ（ストップウォッチを使用する）
  - 圧迫の深さ
    - 例えば，ストップウォッチまたはフィードバック装置で胸骨圧迫の速度を確認することが強く推奨される
- 受講者が（チェックリストの要件に基づき）テストに合格しなかった場合は，直後の補習を受けるように案内する
  - 各受講者は，このステーションでもう 1 回だけ再テストを受けることができる
  - 受講者が 2 回目のテストに合格できなかった場合は，コース終了時にその受講者が正式な補習を受けられるようにすること（『PEARS インストラクターマニュアル』の「パート 3：テストおよび補習」を参照）
- 受講者ごとに，乳児に対する CPR スキルテストチェックリストを記入する
- 患者が生存する上で質の高い CPR が持つ重要性についてまとめる

インストラクターのメモ

_____

_____

_____

次へ
学習ステーション：小児および乳児の窒息（オプション）

レッスン 5C
学習ステーション：
小児および乳児の窒息（オプション）

20 分間

学習目標
- 『AHA 心肺蘇生と救急心血管治療のためのガイドラインアップデート 2015（*2015 AHA Guidelines Update for CPR and ECC*）』にのっとった BLS を実施する

インストラクターへのヒント
- 中断せずにビデオを再生する。コメントを付け加える場合はビデオが終わるまで待つ

窒息の軽減のビデオを再生する
- ビデオを再生する
- ビデオは，小児および乳児に対する窒息への介入を実演する
- ビデオは受講者に練習する位置につくよう指示し，自動的に一時停止する

ビデオを見ながら練習：乳児に対する窒息の軽減
- ビデオを再開する
- 受講者がビデオに注意を払いながら窒息に対する介入技法の実習をしていることを確認する
- よい点を指摘したうえで，修正のためのフィードバックを行う
- 指示型フィードバック装置の使用を強く推奨する
- 受講者に乳児の窒息への介入を実習することを話す

ディスカッション：デブリーフィング
- あなたが難しいと感じた具体的な要素はあったか。
- 同じスキルを再度行うよう求められた場合，行うのが難しいであろう部分はあるか。
  - 何であろうか。
  - なぜであろうか。

インストラクターのメモ

次へ
体系的なアプローチ
および初期評価の概要

レッスン 6A
体系的なアプローチおよび初期評価の概要

12 分間

学習目標
- 小児に対する体系的アプローチによって重症の疾患や外傷のある小児を評価する

インストラクターへのヒント
- 受講者がさらに集中して取り組み,情報が定着するように,このレッスンでは『PEARS プロバイダーマニュアル』を使うよう求める。
- 小児評価のトライアングルを描き,患者のケース全体でこれを参照する
- 受講者に,ベッドサイドで一次評価を行う前に,初期評価を「診察室の入り口から」行うよう指導する
- 中断せずにビデオを再生する。コメントを付け加える場合はビデオが終わるまで待つ
- **このレッスンを指導する前にビデオを見て内容に精通しておく**

インストラクター向けの注意事項
- このレッスンを指導する時は,体系的なアプローチではそれぞれの要素が次の要素の基礎となることに留意する
- 体系的なアプローチの個別要素の範囲を超えて進めないように意識する。つまり,一次評価の内容は後半のレッスンで取り上げるため,小児評価のトライアングルのケースディスカッションのビデオでは一次評価の情報にまで踏み込まないこと。

受講者に『PEARS プロバイダーマニュアル』のパート 3 と 4 を開いてもらう
- 受講者に,次の 3 本のビデオについては『PEARS プロバイダーマニュアル』のパート 3 と 4 および付録の小児評価のトライアングルを参照するよう助言する

体系的なアプローチのビデオを再生する
大人数のグループでは,受講者全員で以下を行う
- ビデオを再生する
- ビデオでは初期評価の形成から始めて,小児における体系的なアプローチアルゴリズムを取り上げる
- 初期評価と一次評価は 2 つで 1 つの評価ツールとなり,これを使用して患者を「診察室の入り口から」評価し,医学的な緊急事態を判定する
- 小児評価のトライアングルは患者に触れずに体系的な順序で行い,医学的な緊急事態のうち緊急度の最も高いものから最も低いものまで対処する
- 小児評価のトライアングルを使用する場合,医学的な緊急事態が判定されたら,一次評価に進む**前**に介入を実施しなければならない(「**致死的な状態**」を参照)
- ビデオは初期評価ビデオケースのディスカッションの患者に関する箇所で自動的に一時停止する

致死的な状態

- この手順の任意の部分で患者が**致死的な状態**にあることが判明した場合,その状態の是正は一次評価の完了よりも優先される。一次評価については後のレッスンで取り上げる
- 常に念頭に置くべきことは,小児が無反応または無呼吸,呼吸が不十分または努力呼吸が見られる,皮膚の色がまだら模様,灰白色,蒼白,あるいはチアノーゼである場合,**致死的な状態**が存在するという点である。このような状況が存在する場合,ただちに助けを呼んで救命治療を開始する。**致死的な状態**がない場合は,一次評価に進む

「評価−判定−介入」の手順

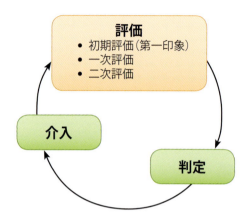

初期評価(第一印象)— 小児評価のトライアングル

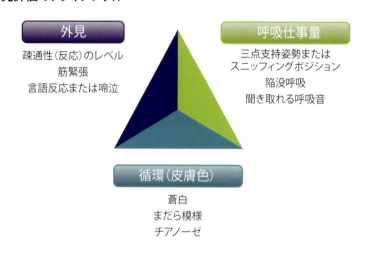

インストラクターのメモ

次へ
初期評価ビデオケースのディスカッション

レッスン 6B
初期評価ビデオケースのディスカッション

8 分間

学習目標
- 小児に対する体系的アプローチによって重症の疾患や外傷のある小児を評価する

インストラクターへのヒント
- 受講者がさらに集中して取り組み，情報が定着するように，このレッスンでは『PEARS プロバイダーマニュアル』を使うよう求める。
- 受講者に，ベッドサイドで一次評価を行う前に，初期評価を「診察室の入り口から」行うよう指導する
- 中断せずにビデオを再生する。コメントを付け加える場合はビデオが終わるまで待つ
- このレッスンを指導する前にビデオを見て内容に精通しておく

受講者に『PEARS プロバイダーマニュアル』のパート 3 と 4 を開いてもらう
- 受講者に，次の 3 本のビデオについては『PEARS プロバイダーマニュアル』のパート 3 と 4 および付録の小児評価のトライアングルを参照するよう助言する

体系的なアプローチのビデオを再生する
大人数のグループでは，受講者全員で以下を行う
- ビデオを再生する
- ビデオでは初期評価の形成から始めて，小児における体系的なアプローチアルゴリズムを取り上げる
- 初期評価は患者を評価し医学的な緊急事態を判定するためのツールである
- 小児評価のトライアングルは，医学的な緊急事態を判定して小児を安定させるための評価の手順を確立したものである。この手順を終えてから次の評価へと進む
- 小児評価のトライアングルを使用する場合，医学的な緊急事態が判定されたら，一次評価に進む**前**に介入を実施しなければならない（「**致死的な状態**」に関するインストラクター向けの注意事項を参照）
- 患者に関する箇所でビデオは自動的に一時停止する

	インストラクターの議論
	体系的なアプローチのビデオ 1：18 カ月のブロンドの髪の女児，おしゃぶりをくわえている
1	受講者に，初期評価（第一印象） ― 小児評価のトライアングルを参照して焦点を絞るよう伝えたうえで**ビデオクリップ 1 を再生する**

（続く）

（続き）

| 2 | ビデオが一時停止したら，受講者に以下の質問をする（この質問は初期評価に焦点を当てている）：
回答は，受講者が質問に対して回答できない場合にディスカッションの進行の助けになるよう提示されている
1. 患者の**外見**は？
　• 意識はあるが疎通性は低下している
2. 患者の**呼吸仕事量**は？
　• 呼吸仕事量の増加の徴候
　　– 呼吸数の増加（頻呼吸）
　　– 陥没（胸骨上，肋骨間および肋骨下）
　　– 鼻翼呼吸
　　– 腹式呼吸
3. この患者の**循環（皮膚色）**は？
　• 口唇と頬はピンク色
4. この患者は即時介入の必要な致死的な状態にあるか？
　• ある。この小児は具合が悪そうに見え，鼻カニューレによる酸素投与にも関わらず呼吸数の増加（頻呼吸）と呼吸仕事量の増加がある
インストラクター向けの注意事項： この小児は重篤な病状であるように見える。集中的な一次評価を行って，呼吸不全やショックの徴候が検出された場合には即時介入を実施する準備を整えることが重要である |

ビデオを再開する
患者に関する箇所でビデオは自動的に一時停止する

	インストラクターの議論
	体系的なアプローチのビデオ2：黄色いシャツを着た3歳の男児
1	受講者に，初期評価（第一印象） — 小児評価のトライアングルを参照して焦点を絞るよう伝えたうえで**ビデオクリップ2**を再生する

| 2 | ビデオが一時停止したら，受講者に以下の質問をする（この質問は初期評価に焦点を当てている）：
回答は，受講者が質問に対して回答できない場合にディスカッションの進行の助けになるよう提示されている
1. 患者の**外見**は？
　• 意識あり，介護者と受け答えあり
2. 患者の**呼吸仕事量**は？
　• 異常な／聞き取れる呼吸音なし
　• 鼻翼呼吸なし
3. この患者の**循環（皮膚色）**は？
　• 舌と唇はピンク色
4. この患者は即時介入の必要な致死的な状態にあるか？
　• いいえ |

ビデオを再開する
患者に関する箇所でビデオは自動的に一時停止する

	インストラクターの議論
	体系的なアプローチのビデオ 3：車の座席にいる 6 カ月の女児
1	受講者に，初期評価（第一印象） ― 小児評価のトライアングルを参照して焦点を絞るよう伝えたうえで**ビデオクリップ 3** を再生する
2	**ビデオが一時停止したら，受講者に以下の質問をする（この質問は初期評価に焦点を当てている）：** 回答は，受講者が質問に対して回答できない場合にディスカッションの進行の助けになるよう提示されている 1. 患者の**外見**は？ 　• 疎通性の低下の徴候 　• 意識レベルの変容 2. 患者の**呼吸仕事量**は？ 　• 呼吸仕事量の増加（腹部が膨らむと胸骨が陥没しているように見える。これは呼吸仕事量の増加の徴候である） 　　– 腹式呼吸（吸気時に胸骨が陥没し腹部が膨らんでいるように見える） 　　– 異常な聞き取れる吸気音（喘鳴） 3. この患者の**循環（皮膚色）** は？ 　• 蒼白 4. この患者は即時介入の必要な致死的な状態にあるか？ 　• ある。腹式呼吸と異常な聞き取れる吸気音（喘鳴）があり，蒼白は低酸素血症を示唆する。乳児は気道を確保するために体位を整え，追加評価をしながら酸素を投与する

インストラクターのメモ

次へ
一次評価

レッスン 7A
一次評価

20 分間

学習目標
- 小児に対する体系的アプローチによって重症の疾患や外傷のある小児を評価する

インストラクターへのヒント
- 受講者がさらに集中して取り組み，情報が定着するように，このレッスンでは『PEARS プロバイダーマニュアル』を使うよう求める。
- 中断せずにビデオを再生する。コメントを付け加える場合はビデオが終わるまで待つ
- **このレッスンを指導する前にビデオを見て内容に精通しておく**

受講者に『PEARS プロバイダーマニュアル』のパート 5 を開いてもらう
- 受講者は『PEARS プロバイダーマニュアル』に目を通しながらビデオによる気道，呼吸，循環，神経学的評価，全身観察の評価の説明を見ること

一次評価のビデオを再生する
- ビデオを再生する
- ビデオは気道，呼吸，循環，神経学的評価，全身観察（ABCDE）の後で自動的に一時停止するので，受講者は一次評価の ABCDE の各要素について話し合う。提示されている質問をガイドとして用いる

一次評価のビデオ
インストラクター向けの注意事項： この手順の任意の部分で患者が致死的な状態にあることが判明した場合，その状態の是正は一次評価の完了よりも優先される。 ビデオは「気道と呼吸」の後で自動的に一時停止する

A	**Airway（気道）** 評価 • 開通しており閉塞がない • 補助用具なしで開通維持可能
B	**Breathing（呼吸）** 評価 • 呼吸努力 • 呼吸の深さと速度 • 胸の上がり • 聞き取れる呼吸音 • パルスオキシメータによる酸素飽和度

（続く）

(続き)

ビデオが一時停止したら，受講者に以下の質問をする（この質問は一次評価に焦点を当てている）：
回答は，受講者が質問に対して回答できない場合にディスカッションの進行の助けになるよう提示されている

気道の評価
1. 気道が開通しているかどうかはどのように評価する？
   - 呼吸時に聞き取れるほどの呼吸音がしない，胸部の動きに注目する，両側の呼吸音と気流を聴診する，鼻と口からの呼気を感じる。

呼吸の評価
1. 適切な呼吸はどのように評価する？
   - 呼吸数，呼吸努力，呼吸パターンを目と耳で確認し，呼吸時の雑音を聴診し，呼吸努力を目視し，胸郭拡張と気流を目視する。器具が使用できる場合は，肺音を聴診し，パルスオキシメータにより酸素飽和度をモニターする
2. 呼吸障害はどのように説明する？
   - 鼻翼呼吸，陥没呼吸，呼吸努力の増加を判定する
3. 重度の呼吸障害はどのように説明する？
   - 複数部位での陥没（胸骨上，肋骨間，肋骨下），頭部の上下首振り，シーソー呼吸，呻吟，または不十分な呼吸努力を判定する

インストラクター向けの注意事項： 呼吸が酸素化と換気の両方を組み合わせた仕組みであることに受講者が気付かない場合は，換気は肺に空気を取り入れて二酸化炭素を取り出すための機械的作用であることを繰り返して説明する。酸素化は肺の換気を通じて組織に酸素を供給する作用であり，換気と別だが同様に不可欠の機能である。酸素化では十分な血流を通して組織に酸素を供給することも必要である。非効果的呼吸は酸素化または換気，あるいはその両方を阻害することがある。

ビデオを再開する
ビデオは「循環」の後で自動的に一時停止する

C	**Circulation（循環）**
	評価
	- 末梢および中枢脈拍
	- 心拍数
	- 毛細血管再充満時間
	– 皮膚色および皮膚温
	– 血圧

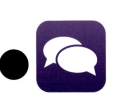

ビデオが一時停止したら，受講者に以下の質問をする：
1. 適切な循環はどのように判定する？
   - 皮膚の色と温度，発汗の有無，正常体温の毛細血管再充満時間，低血圧は循環障害の晩期に現れる徴候の可能性，AVPU スケール（LOC の変化）
2. 毛細血管再充満時間はどのように評価する？
   a) 四肢と体幹で体温に差があるべき？
      - いいえ
   b) 正常な毛細血管再充満時間は？
      - ≦ 2 秒
3. ショック状態の患者の身体所見は？
   - 頻拍，末梢脈拍の減衰，毛細血管再充満時間の延長，四肢の冷感，蒼白な皮膚色
4. どの身体所見が CPR の開始の適応か？
   - 酸素投与により十分な換気を与えた後も心拍数が 60 回/分未満で循環不良の徴候を伴う
5. 代償性ショックと低血圧性ショックはどのように識別する？
   - 収縮期血圧が年齢相応の 5 パーセンタイル値を下回る（生後 1 カ月の乳児は 60 mm Hg，生後 1 カ月～1 歳の乳児は 70 mm Hg，満 10 歳未満の小児は 70 +（年齢 x 2）mm Hg）

ビデオを再開する
ビデオは「全身観察」の後で自動的に一時停止する

| D | **Disability（神経学的評価）** |

評価
- AVPU 小児反応スケール：意識清明（Alert），声に反応（Responsive to Voice），痛みに反応（Responsive to Pain），意識なし（Unresponsive）
- 対光反射
- ベッドサイド血糖測定

| E | **Exposure（全身観察）** |

評価
- 身体診察（体表の胸部と背部）を行い，明らかな外傷の徴候，出血，熱傷，不自然な打撲創，発疹，あるいは医療情報を記載したブレスレットがないか探す
- 体温

ビデオが一時停止したら，受講者に以下の質問をする：
1. AVPU スケールを説明してください。
   - 意識清明から意識なしまで連続したスケールであり，以下のカテゴリーがある。
     – **A**lert（意識清明）
     – **V**oice（意識清明ではないが声に反応する）
     – **P**ain（声に反応しないが痛みに反応する）
     – **U**nresponsive（意識なし）
2. 脳の酸素欠乏の徴候をいくつか挙げてください。
   - 混乱，易刺激性，嗜眠，興奮，または意識レベルの変化

インストラクターのメモ

_____

_____

_____

_____

次へ
一次評価ビデオケースのディスカッション

レッスン 7B
一次評価ビデオケースのディスカッション

25 分間

学習目標
- 小児に対する体系的アプローチによって重症の疾患や外傷のある小児を評価する

インストラクターへのヒント
- 受講者がさらに集中して取り組み,情報が定着するように,このレッスンでは『PEARS プロバイダーマニュアル』を使うよう求める。
- 受講者に,ベッドサイドで一次評価を行う前に,初期評価を「診察室の入り口から」行うよう指導する
- 中断せずにビデオを再生する。コメントを付け加える場合はビデオが終わるまで待つ
- このレッスンを指導する前にビデオを見て内容に精通しておく

インストラクター向けの注意事項
- 初期評価の形成中または一次評価の最初の部分であっても,致死的な状態を検知した場合は即時介入を実施して気道,酸素化,換気,循環を補助しなければならないことを受講者に助言する

受講者に『PEARS プロバイダーマニュアル』のパート 4 と 5 を開いてもらう
- 受講者に,「パート 4：初期評価と対応」の「小児における体系的なアプローチアルゴリズム」を参照するよう指示する。『PEARS プロバイダーマニュアル』の付録,ポケットリファレンスカード,ECC ハンドブックにも記載されている。また,プロバイダーマニュアルの付録に記載された正常なバイタルサインの表も有用である

一次評価のビデオを再生する
- ビデオを再生する
- ビデオは患者のところで自動的に一時停止するので,インストラクターは小児評価のトライアングルと一次評価の各要素がどのように患者に関連するかを説明する
- この最初のビデオでは,受講者に『PEARS プロバイダーマニュアル』のパート 4 と 5 の小児評価のトライアングルと一次評価の項を参照するよう助言する

一次評価ビデオケースのディスカッション

インストラクターの議論

一次評価のビデオ 1：ドラゴンの形の噴霧器を持った 4 歳の男児

1	受講者に，『PEARS プロバイダーマニュアル』のパート 4 の「ケースディスカッション」の初期評価（第一印象） ― 小児評価のトライアングルを参照して焦点を絞るよう伝えたうえで**ビデオクリップ 1 を再生する**
2	**ビデオが一時停止したら**，受講者に以下の質問をする（この質問は初期評価（第一印象）―小児評価のトライアングルに焦点を当てている）： 回答は，受講者が質問に対して回答できない場合にディスカッションの進行の助けになるよう提示されている 1. 患者の**外見**は？ 　● 疎通性が低下し，ほとんど動かない 2. 患者の**呼吸仕事量**は？ 　● この小児は呼吸仕事量の増加の徴候がある 　　– 呼吸数の増加（頻呼吸） 　　– 陥没呼吸 　　– 呼気相の延長 3. この患者の**循環（皮膚色）**は？ 　● 口唇は蒼白，ややくすんでいる 　● 皮膚にまだら模様や蒼白なし 4. この患者は即時介入の必要な致死的な状態にあるか？ 　● ある。この小児は重篤な呼吸障害と呼気性喘鳴がある。即時介入が必要
3	一次評価の A（気道）・B（呼吸）・C（循環）・D（神経学的評価）・E（全身観察）の評価について説明する（受講者には『PEARS プロバイダーマニュアル』のパート 5 を参照するよう指示する） 受講者に，小児に対する即時介入が必要な場合は，体系的な評価を**中止**して小児を安定させるために必要な介入を実施しなければならないことを思い出させる。この小児は噴霧器による治療という形でその介入を受けている。治療を実施している間に**焦点を絞った**一次評価に進むことができる。この一次評価では，小児の気道，酸素化，換気，循環を判定するための主要要素に焦点を当てる。呼吸障害を伴うこの小児の評価で重要度の低い要素，すなわち瞳孔径のチェックや体温測定などは，小児の呼吸障害が緩和し酸素飽和度が上昇するまで延期してもよい **ビデオクリップ 1 を再開する**
4	**ビデオが一時停止したら**，受講者に以下の質問をする： 1. **A**：気道は開通を維持できるか？ 　● はい。気道の開通は維持可能 2. **B**：呼吸は正常か？ 　● いいえ。この小児は以下のような呼吸仕事量の増加の徴候がある 　　– 呼吸数の増加（頻呼吸）：68 回/分 　　– 陥没呼吸 　　– 呼気相の延長 　　– 吸気性および呼気性喘鳴が聞こえる，聴診で喘鳴と呼吸音の減弱が確認できる 　　– SpO_2：90 %～ 92 %

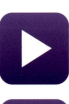

（続く）

（続き）

3. **C**：小児の循環は十分か？
   - はい
     - 中枢および末梢脈拍が強い
     - 心拍数：164～168 回/分
     - 血圧：82/59 mm Hg
     - 毛細血管再充満時間：2 秒
4. **D**：この小児の意識レベルは？
   - 血糖値：正常な意識状態のため初期は適応なし
   - 痛みに対する反応あり
     - 小児を興奮させずに瞳孔チェックができない場合は，小児が安定するまで延期する
5. **E**：小児の体温は？
   - 正常：98.6°F/37°C
6. **E**：外傷を示す明らかな徴候はあるか？
   - 明らかな外傷の徴候なし
   - 目に見える点状出血または紫斑なし
     - 小児を動かすと興奮してしまう場合は，この全身の皮膚評価は小児がさらに安定し，呼吸障害が緩和され，酸素飽和度が 94 %を超えるまで延期する

インストラクター向けの注意事項： 患者の状態や臨床状況に応じて一次評価の手順を多少変更することが合理的である場合もある。一次評価を継続する前に緊急の致死的な状態を迅速に判定して治療すべきである。血圧やパルスオキシメータによる酸素飽和度を含むベースラインのバイタルサインは**致死的な状態**を判定する上で重要である。ただし，プロバイダーは血圧測定やモニター装着などの機械的評価を行うために下顎挙上法や出血部位の圧迫などの簡単ですぐにできる救命治療を延期してはならない

ビデオを再開する

患者に関する箇所でビデオは自動的に一時停止する

このビデオでは，受講者にまず初期評価に集中するよう指示し，次に必要に応じて一次評価の A（気道）・B（呼吸）・C（循環）・D（神経学的評価）・E（全身観察）の各要素に目を向けるよう指示する

	インストラクターの議論
	一次評価のビデオ 2：毛布にくるまれ，心電図リード線を付けた 2 カ月の男児（発育障害の乳児）
1	受講者に，『PEARS プロバイダーマニュアル』のパート 3 と 4 の初期評価（第一印象）— 小児評価のトライアングルを参照して焦点を絞るよう伝えたうえで**ビデオクリップ 2 を再生する**

2	ビデオが一時停止したら，受講者に以下の質問をする（この質問は初期評価（第一印象）—小児評価のトライアングルに焦点を当てている）：
	回答は，受講者が質問に対して回答できない場合にディスカッションの進行の助けになるよう提示されている
	1. 患者の**外見**は？
	   - 傾眠
	2. 患者の**呼吸仕事量**は？
	   - 不規則な呼吸，散発的な深い呼吸（死戦期呼吸）を伴う浅い呼吸
	   - 肋骨間，肋骨下および胸骨上陥没

（続く）

（続き）

　3. この患者の**循環（皮膚色）**は？
　　　• 唇のチアノーゼ
　4. この患者は即時介入の必要な致死的な状態にあるか？
　　　• はい

インストラクター向けの注意事項：受講者が即時介入の必要性を認識しない場合は，以下の情報を強調すること。この乳児は**致死的な状態**にあり，母親の腕の中から離す必要がある。乳児はただちに 100 ％酸素によるバッグマスク換気が必要である。次に，「小児における体系的なアプローチアルゴリズム」および「1 人のヘルスケアプロバイダーによる小児心停止例に対する BLS アルゴリズム—2015 年版」の適応に従う

3 　受講者に，『PEARS プロバイダーマニュアル』のパート 5 の一次評価に焦点を絞るよう指示したうえで**ビデオクリップ 2 を再開する**

4 　ビデオが一時停止したら，受講者には気道，換気，循環の障害を判定して治療するための一次評価の要素（気道［A］, 呼吸［B］, 循環［C］, 神経学的評価［D］, 全身観察［E］）に焦点を絞るよう指示する

受講者に以下の質問をする：
1. **A**：気道は開通を維持できるか？
　• いいえ。介入が必要
　• 乳児は頭を支えられない
2. **B**：呼吸は正常か？
　• いいえ。この乳児はただちに 100 ％酸素によるバッグマスク換気が必要である
　• 呼吸音は清明
　• SpO_2：69 ％〜 71 ％
3. **C**：乳児の循環は十分か？
　• いいえ
　• 心拍数：64 回/分
　• 中枢脈拍は微弱，末梢脈拍は不触知
　• 血圧：80/48 mm Hg
　• 毛細血管再充満時間：4 秒

この乳児は即時介入の必要な致死的な状態にある

状態は？[不十分な呼吸数と換気，徐脈と低酸素血症を伴う]

初期評価の形成中または一次評価の最初の部分であっても，致死的な状態を検知した場合は**即時介入を実施して気道，酸素化，換気，循環を補助しなければならない**。乳児を安定させるまで体系的一次評価は継続できない。乳児を安定させるために役立つ一次評価の各要素に焦点を絞る（例えば，出血を伴う明らかな外傷がある場合，他の人に出血部位を圧迫するよう依頼する）。

致死的な状態に対して必要な介入を実施した後は，一次評価の続きに戻ることができる。

4. **D**：この小児の意識レベルは？
　• 声に反応する
　ベッドサイド血糖値は？
　• 88 mg/dL
5. **E**：小児の体温は？
　• 98.6°F/37°C
6. **E**：外傷を示す明らかな徴候はあるか？
　• 明らかな外傷の徴候なし

（続く）

（続き）

5	受講者に以下の質問をする: 1. あなたの評価は？ 　• 徐脈を伴う不十分な換気と酸素化 2. どのような即時介入が必要か？ 　• 気道の確保 　• 100％酸素によるバッグマスク換気を即時開始

ビデオを再開する

患者に関する箇所でビデオは自動的に一時停止する

	インストラクターの議論
	一次評価のビデオ 3：12 誘導心電図ステッカーを付けた 3 カ月の男児
1	受講者に，『PEARS プロバイダーマニュアル』のパート 3 と 4 の初期評価（第一印象）— 小児評価のトライアングルを参照して焦点を絞るよう伝えたうえで**ビデオクリップ 3 を再生する**
2	**ビデオが一時停止したら**，受講者に以下の質問をする（この質問は初期評価（第一印象）—小児評価のトライアングルに焦点を当てている）: 回答は，受講者が質問に対して回答できない場合にディスカッションの進行の助けになるよう提示されている 1. 患者の**外見**は？ 　• 意識清明で自発的運動あり，おしゃぶりを吸う 2. 患者の**呼吸仕事量**は？ 　• 呼吸数の増加（頻呼吸） 　• 軽度の肋骨下の陥没 3. この患者の**循環**（**皮膚色**）は？ 　• まだら模様 4. この患者は即時介入の必要な致死的な状態にあるか？ 　• いいえ
3	受講者に，『PEARS プロバイダーマニュアル』のパート 5 の一次評価に焦点を絞るよう指示したうえで**ビデオクリップ 3 を再開する**
4	**ビデオが一時停止したら**，受講者には一次評価（気道［A］，呼吸［B］，循環［C］，神経学的評価［D］，全身観察［E］）に焦点を絞るよう指示する 受講者に以下の質問をする: 1. **A**：気道は開通を維持できるか？ 　• はい。介入は不要 2. **B**：呼吸は正常か？ 　• いいえ。この乳児は呼吸仕事量の増加の徴候がある 　　− 呼吸数の増加（頻呼吸）：70 回/分 　　− 呼吸音は清明 　• SpO_2：96 ％〜98 ％ 3. **C**：乳児の循環は十分か？ 　• はい 　• 心拍数：219〜229 回/分 　• 中枢および末梢脈拍が強い 　• 血圧：90/54 mm Hg 　• 毛細血管再充満時間：2 秒

（続く）

(続き)

4. **D**：乳児の意識レベルは？
   - 意識があり、自発的に手を動かしている
   - 血糖値：正常な意識状態のため初期は適応なし
5. **E**：乳児の体温は？
   - 正常：98.6°F/37°C
6. **E**：外傷を示す明らかな徴候はあるか？
   - 外傷なし

| 5 | 受講者に以下の質問をする:
1. あなたの評価は？
　• 呼吸障害, 心拍数増加（頻拍）, 循環は良好 |

インストラクターのメモ

_____

_____

_____

_____

次へ
呼吸器系緊急事態の管理

レッスン 8A
呼吸器系緊急事態の管理

15 分間

学習目標
- 心停止, 呼吸障害, またはショックを伴う小児を含む, 重症の疾患や外傷のある小児の初期の安定化を実演する

インストラクターへのヒント
- この映像を用いた授業では, 受講者が新人でも経験豊富なプロバイダーでも, インストラクターは受講者に課題を出すことができる。コースの受講者の知識レベルに応じて質問の難易度を調整すること

受講者に『PEARS プロバイダーマニュアル』のパート 6 と 7 を開いてもらう

呼吸器系緊急事態の管理のビデオを再生する
- ビデオを再生する
- 4 つのタイプの呼吸器系緊急事態(上気道閉塞, 下気道閉塞, 肺組織疾患, 呼吸調節の障害)の徴候, 症状, 治療を確認する

ディスカッション
- 受講者の質問に簡潔に回答する
- 質問がない場合は, 重要な概念を強調するため, 受講者に質問してもよい

インストラクターのメモ

次へ

呼吸器系ビデオケースの
ディスカッションとスキル実習:
気道確保

レッスン 8B
呼吸器系ビデオケースのディスカッションとスキル実習：気道確保

45 分間

学習目標
- 心停止，呼吸障害，またはショックを伴う小児を含む，重症の疾患や外傷のある小児の初期の安定化を実演する

インストラクターへのヒント
- すべてのビデオディスカッションにおいて，各ケースを理解するためにビデオを利用する
- ケースの最終診断を発表する前に，受講者に，マネキンと器具を使った一次評価を行う前に初期評価を「診察室の入り口から」実行するよう指示する
- ビデオディスカッションをする際は，受講者にビデオから分かったこと質問してこのディスカッションの主導権を受講者に持たせる

受講者に『PEARS プロバイダーマニュアル』のパート 8 を開いてもらう

PEARS 呼吸器系ビデオケースのディスカッションを再生する
患者に関する箇所でビデオは自動的に一時停止する

	インストラクターの議論
	呼吸器系ビデオケースのディスカッション 1：鼻カニューレを装着し，おむつを付け，母親の胸に横たわる 3 歳の女児（特別な医療を必要とする小児） ─ 肺組織疾患
1	受講者に，『PEARS プロバイダーマニュアル』のパート 3 と 4 の初期評価（第一印象）─ 小児評価のトライアングルを参照して焦点を絞るよう伝えたうえで**ビデオクリップ 1 を再生する**
2	ビデオが一時停止したら，受講者に以下の質問をする（この質問は初期評価（第一印象）─小児評価のトライアングルに焦点を当てている）： 回答は，受講者が質問に対して回答できない場合にディスカッションの進行の助けになるよう提示されている 1. 患者の**外見**は？ 　・嗜眠 　・睡眠中 2. 患者の**呼吸仕事量**は？ 　・呼吸仕事量の増加の徴候 　　− 呼吸数の増加（頻呼吸） 　　− 陥没呼吸 　　− 鼻翼呼吸（鼻カニューレを装着しているため目視では判明しにくいことがある） 　　− 頭部の上下首振り

（続く）

		（続き）
		3. この患者の**循環（皮膚色）**は？ ● 粘膜はピンク色（ビデオでは見えない） ● まだら模様なし，皮膚色は一定 4. この患者は即時介入の必要な致死的な状態にあるか？ ● いいえ
	3	受講者に，『PEARS プロバイダーマニュアル』のパート 5 の一次評価に焦点を絞るよう指示したうえで**ビデオクリップ 1 を再開する**

	4	**ビデオが一時停止したら**，受講者には一次評価（気道［A］，呼吸［B］，循環［C］，神経学的評価［D］，全身観察［E］）に焦点を絞るよう指示する
		受講者に以下の質問をする：
		1. **A**：気道は開通を維持できるか？
		 ● はい
		2. **B**：患者の呼吸仕事量は？
		 ● 呼吸数の増加（頻呼吸）：38 回/分
		 ● 呼吸仕事量の増加
		  − 陥没（側面から肋骨間と肋骨下の陥没は目視可能，胸骨上の陥没もやや見える）
		  − 鼻翼呼吸
		 ● 呼吸音：呼吸音の減弱，呼気性喘鳴，肺底部にかすかなラ音
		 ● SpO_2：94 〜 95 %（酸素投与中であることに注意）
		3. **C**：小児の循環は十分か？
		 ● はい
		 ● 粘膜はピンク色（ビデオでは見えない）
		 ● 力強い中枢脈拍および末梢脈拍
		 ● 心拍数：136〜138 回/分
		 ● 血圧：96/62 mm Hg
		 ● 毛細血管再充満時間は正常：2 秒未満
		4. **D**：この小児の意識レベルは？
		 ● 嗜眠
		 ● 緊張の低下
		 ● 瞳孔のサイズ，左右対称性，反応性を調べる
		5. **D：インストラクター向けの注意事項：** このような患者に対して，何を確認するか？
		 ● 血糖値：105 mg/dL。これは即時介入が必要か？［解答：いいえ］
		6. **E**：小児の体温は？
		 ● 体温：102.6°F/39.2°C
		7. **E**：外傷を示す明らかな徴候はあるか？
		 ● 明らかな外傷の徴候なし

	5	受講者に以下の質問をする： 1. あなたの評価は？ ● 肺組織疾患による呼吸障害（「小児における体系的なアプローチアルゴリズム」の「判定」の項） ● **インストラクター向けの注意事項：** 受講者に PEARS ポケットリファレンスカードの「小児の呼吸器系緊急事態の管理フローチャート」を参照させる 2. どのような介入を想定するか？ ● 酸素投与および抗生物質の静脈投与を行う。発熱に対して解熱薬で治療する。呼吸障害の悪化または低酸素血症を観察する（「小児における体系的なアプローチアルゴリズム」の「介入」の項） 3. この小児が憎悪した場合の徴候にはどのようなものがあるか？ ● 呼吸数または呼吸努力の増加 ● 気流の減衰 ● 低酸素血症の出現

受講者の実習
1人の受講者に以下を実演してもらう。スキルごとに違う受講者を選ぶこと。
- マネキンで呼吸器系の身体診察の実演
- マネキンに鼻カニューレを装着する
  - 鼻カニューレで供給する酸素量は何リットル？
    - 0.5～4 L
  - 酸素投与中および投与後の再評価は？
    - 患者の意識レベル，呼吸仕事量，呼吸数，皮膚色の変化，パルスオキシメータ（使用可能な場合）を評価
  - 小児が簡易酸素マスクに多量な分泌物を出してしまった場合，どうするか？
    - マスクを一時的に外して気道を吸引する。手法は意識レベルによって異なる。
- 適切な吸引技術の実演
  - 吸引の実施時間は？
    - 10秒以上かけてはいけない

ビデオを再開する
患者に関する箇所でビデオは自動的に一時停止する

	インストラクターの議論
	呼吸器系ビデオケースのディスカッション 2：2歳の男児，シャツなし，緑の靴 — 下気道閉塞
1	受講者に，『PEARS プロバイダーマニュアル』のパート3と4の初期評価（第一印象）— 小児評価のトライアングルを参照して焦点を絞るよう伝えたうえで**ビデオクリップ2を再生する**
2	**ビデオが一時停止したら**，受講者に以下の質問をする（この質問は初期評価（第一印象）—小児評価のトライアングルに焦点を当てている）： 回答は，受講者が質問に対して回答できない場合にディスカッションの進行の助けになるよう提示されている 1. 患者の**外見**は？ 　• 意識清明 　• 疎通性あり（介護者を見回している） 2. 患者の**呼吸仕事量**は？ 　• 呼吸数の増加（頻呼吸） 　• 甲高い喘鳴音が聞こえる 　• 陥没（肋骨下） 　• 呼気相の延長 3. この患者の**循環（皮膚色）**は？ 　• ピンク色の口唇 　• まだら模様またはその他の循環不良の目に見えるエビデンスなし 4. この患者は即時介入の必要な致死的な状態にあるか？ 　• いいえ
3	受講者に，『PEARS プロバイダーマニュアル』のパート5の一次評価に焦点を絞るよう指示したうえで**ビデオクリップ2を再開する**

（続く）

（続き）

4	ビデオが一時停止したら，受講者には一次評価（気道［A］，呼吸［B］，循環［C］，神経学的評価［D］，全身観察［E］）に焦点を絞るよう指示する 受講者に以下の質問をする： 1. **A**：気道は開通を維持できるか？ 　● はい 2. **B**：呼吸は正常か？ 　● 呼吸数の増加（頻呼吸）：50 回/分 　● 聴診で聞き取れる喘鳴音と呼吸音の減弱 　● 陥没呼吸（肋骨下の陥没が容易に視認できる） 　● 呼気相の延長 　● SpO_2：96 %〜97 % 3. **C**：小児の循環は十分か？ 　● はい 　● 力強い中枢脈拍および末梢脈拍 　● 心拍数：136〜139 回/分（洞性頻拍） 　● 血圧：91/76 mm Hg 　● 毛細血管再充満時間：2 秒 4. **D**：この小児の意識レベルは？ 　● 意識清明 　● 血糖値測定は，興奮を最低限にするため延期する 5. **E**：小児の体温は？ 　● 正常体温（体温：98.7°F/37.1°C） 6. **E**：外傷または感染を示す明らかな徴候はあるか？ 　● 外傷または感染を示す明らかな徴候なし（皮膚発疹なし）
5	受講者に以下の質問をする： 1. あなたの評価は？ 　● 下気道閉塞による呼吸障害（「小児における体系的なアプローチアルゴリズム」の「判定」の項） **インストラクター向けの注意事項：** 受講者に PEARS ポケットリファレンスカードの「小児の呼吸器系緊急事態の管理フローチャート」を参照させる 2. どのような介入を想定するか？ 　● 噴霧器によるサルブタモール-イプラトロピウムの投与，必要に応じて投与を継続する（「小児における体系的なアプローチアルゴリズム」の「介入」の項） 　● 噴霧器治療への反応をモニターし，小児が反応しない場合，特に小児の状態が憎悪した場合は助けを呼ぶ 　● ステロイドを投与 3. この小児が憎悪した場合の徴候にはどのようなものがあるか？ 　● 興奮の進展 　● 呼吸数または呼吸努力の増加 　● 気流の減衰 　● 低酸素血症の出現

受講者の実習

1 人の受講者に以下を実演してもらう。スキルごとに違う受講者を選ぶこと。

- マネキンで呼吸器系の身体診察の実演
- 噴霧器を組み立てて噴霧治療を行う
  – サルブタモール-イプラトロピウムが適切な治療である理由は？
    ▪ 患者に下気道閉塞がある
- スペーサー付き定量噴霧型吸入器による治療を実演する

- スペーサーが重要である理由は？
  - スペーサーは投薬速度を下げ，薬剤を肺まで送達しやすくする

ビデオを再開する
患者に関する箇所でビデオは自動的に一時停止する

	インストラクターの議論
	呼吸器系ビデオケースのディスカッション 3：黒髪で灰色の半ズボンをはいた 3 歳の男児と母親—上気道閉塞
1	受講者に，『PEARS プロバイダーマニュアル』のパート 3 と 4 の初期評価（第一印象）— 小児評価のトライアングルを参照して焦点を絞るよう伝えたうえで**ビデオクリップ 3 を再生する**
2	**ビデオが一時停止したら**，受講者に以下の質問をする（この質問は初期評価（第一印象）—小児評価のトライアングルに焦点を当てている）： 回答は，受講者が質問に対して回答できない場合にディスカッションの進行の助けになるよう提示されている 1. 患者の**外見**は？ 　● 意識あり，易刺激的だが母親に抱っこされると落ち着く（ビデオには映っていない） 2. 患者の**呼吸仕事量**は？ 　● 聞き取れる吸気性喘鳴 　● 重度の肋骨下陥没 　● 鼻翼呼吸 3. この患者の**循環（皮膚色）**は？ 　● 粘膜はピンク色，まだら模様なし 4. この患者は即時介入の必要な致死的な状態にあるか？ 　● いいえ
3	受講者に，『PEARS プロバイダーマニュアル』のパート 5 の一次評価に焦点を絞るよう指示したうえで**ビデオクリップ 3 を再開する**
4	**ビデオが一時停止したら**，受講者には一次評価（気道［A］，呼吸［B］，循環［C］，神経学的評価［D］，全身観察［E］）に焦点を絞るよう指示する 受講者に以下の質問をする： 1. **A**：気道は開通を維持できるか？ 　● はい。ただし注意深く観察する必要あり。体位を整えることで，閉塞を緩和または低減する可能性あり 2. **B**：呼吸は正常か？ 　● いいえ。さらに増悪のリスクあり 　● 呼吸数：23 回/分 　● 聞き取れる吸気性喘鳴 　● 陥没呼吸（顕著な肋骨下の陥没） 　● 鼻翼呼吸 　● SpO_2：94 %〜96 % 3. **C**：小児の循環は十分か？ 　● はい 　● 力強い中枢脈拍および末梢脈拍 　● 心拍数：107〜109 回/分（洞性頻拍） 　● 血圧：94/50 mm Hg 　● 毛細血管再充満時間：2 秒未満 4. **D**：この小児の意識レベルは？ 　● 意識清明 　● 易刺激性だが落ち着いている 　● 血糖値測定は，興奮を最低限にするため延期する

（続く）

（続き）

4	5. **E**：小児の体温は？ 　• 正常体温（体温：101.4°F/38.0°C） 6. **E**：外傷を示す明らかな徴候はあるか？ 　• 明らかな外傷の徴候なし
5	受講者に以下の質問をする： 1. あなたの評価は？ 　• 上気道閉塞による呼吸障害（「小児における体系的なアプローチアルゴリズム」の「判定」の項） **インストラクター向けの注意事項：** 受講者にPEARSポケットリファレンスカードの「呼吸器系緊急事態の管理フローチャート」を参照させる 2. どのような介入を想定するか？ 　• アドレナリン噴霧吸入治療を実施（「小児における体系的なアプローチアルゴリズム」の「介入」の項） 　• ステロイド（デキサメタゾン）を投与 　• 痛みを伴う介入またはあらゆる興奮の原因を避ける 3. この小児の治療に対する反応を再評価する際に、どのような増悪の徴候を判定するか？ 　• 興奮の進展 　• 呼吸努力の増加 　• 空気の流入の低下 　• 酸素飽和度の低下（低酸素血症）

受講者の実習

1人の受講者に以下を実演してもらう。スキルごとに違う受講者を選ぶこと。

- マネキンで呼吸器系の身体診察の実演
- 噴霧器を組み立てて噴霧治療を行う
  - アドレナリン噴霧吸入が適切な治療である理由は？
    - アドレナリン噴霧吸入は気道の膨張の軽減に使用される
  - 快方へ向かっている徴候とは？
    - バイタルサインの正常化または症状の改善は快方へ向かっているとみなすことができる
  - 患者の容態が悪化した場合に可能な追加介入とは？
    - 追加の介入を実施する。例えば、専門医に相談し、（必要に応じて）バッグマスク器具による換気の補助をできるように準備しておく。悪化の徴候には、興奮の進展や意識レベルの低下、呼吸努力が強いにも関わらず気流の低下、低酸素血症などがある。呼吸数の低下に精神状態の低下が伴うのは良くない徴候である

インストラクターのメモ

_____

_____

_____

_____

次へ

ショックによる緊急事態の管理

レッスン 9A
ショックによる緊急事態の管理

15 分間

学習目標

- 心停止, 呼吸障害, またはショックを伴う小児を含む, 重症の疾患や外傷のある小児の初期の安定化を実演する

インストラクターへのヒント
- 中断せずにビデオを再生する。コメントを付け加える場合はビデオが終わるまで待つ
- このビデオを再生する前に, 循環血液量減少性, 血液分布異常性, 心原性(オプション)ショックについての質問を用意しておく

受講者に『PEARS プロバイダーマニュアル』のパート 9 と 10 を開いてもらう

ショックによる緊急事態の管理のビデオを再生する
大人数のグループでは, 受講者全員で以下を行う
- ビデオを再生する
- 循環血液量減少性, 血液分布異常性, 心原性(オプション)という 3 つのタイプのショック緊急事態の徴候, 症状, 治療を確認する

ディスカッション
- 受講者の質問に簡潔に回答する
- 質問がない場合は, 重要な概念を強調するため, 受講者に質問してもよい

インストラクターのメモ

_____

_____

_____

_____

_____

次へ
ショックビデオケースのディスカッションとスキル実習: ショックの管理

PEARS 40 © 2018 American Heart Association

レッスン 9B
ショックビデオケースのディスカッションとスキル実習：ショックの管理

45 分間

学習目標
- 心停止, 呼吸障害, またはショックを伴う小児を含む, 重症の疾患や外傷のある小児の初期の安定化を実演する

インストラクターへのヒント
- すべてのビデオディスカッションにおいて, 各ケースを理解するためにビデオを利用する
- ケースの最終診断を発表する前に, 受講者に, マネキンと器具を使った一次評価を行う前に初期評価を「診察室の入り口から」実行するよう指示する

受講者に『PEARS プロバイダーマニュアル』のパート 11 を開いてもらう

PEARS ショックビデオケースのディスカッションを再生する

患者に関する箇所でビデオは自動的に一時停止する

	インストラクターの議論
	ショックビデオケースのディスカッション 1：胃瘻管が挿入されている 12 カ月の女児—循環血液量減少性ショック
1	受講者に, 『PEARS プロバイダーマニュアル』のパート 3 と 4 の初期評価（第一印象）— 小児評価のトライアングルを参照して焦点を絞るよう伝えたうえで**ビデオクリップ 1 を再生する**
2	ビデオが一時停止したら, 受講者に以下の質問をする（この質問は初期評価（第一印象）—小児評価のトライアングルに焦点を当てている）： 回答は, 受講者が質問に対して回答できない場合にディスカッションの進行の助けになるよう提示されている 1. 患者の**外見**は？ 　● 音にも声にも反応せず眠っている 　● 四肢は脱力しているように見える 2. 患者の**呼吸仕事量**は？ 　● 呼吸仕事量の軽度の増加 　● 軽度の胸骨上および肋骨下の陥没 　● 呼吸数はやや増加

（続く）

（続き）

		3. この患者の**循環（皮膚色）**は？ 　● 蒼白，特に口唇 　● まだら模様やチアノーゼなし 4. この患者は即時介入の必要な致死的な状態にあるか？ 　● はい。女児は反応性の低下，呼吸仕事量の増加を伴う呼吸数の増加（頻呼吸）があり，四肢は蒼白で脱力しているように見える。100 %酸素の即時供給とさらなる評価が必要。一次評価は気道，換気，循環に焦点を絞る **受講者の実習：**受講者に適切な酸素供給器具を装着させ，この器具を使用する根拠を説明させる **インストラクター向けの注意事項：**受講者が即時介入の必要性を認識しない場合は，以下の情報を強調すること。この小児は**致死的な状態**にあり，100 %酸素の即時投与が必要である。次に，「小児における体系的なアプローチアルゴリズム」および「1 人のヘルスケアプロバイダーによる小児心停止例に対する BLS アルゴリズム—2015 年版」の適応に従う
	3	受講者に，『PEARS プロバイダーマニュアル』のパート 5 の一次評価に焦点を絞るよう指示したうえで**ビデオクリップ 1 を再開する**
	4	ビデオが一時停止したら，受講者には一次評価（気道［A］，呼吸［B］，循環［C］，神経学的評価［D］，全身観察［E］）に焦点を絞るよう指示する 受講者に以下の質問をする： 1. **A**：気道は開通を維持できるか？ 　● はい。気道音または気道の分泌物の音の聴取なし 2. **B**：呼吸は正常か？ 　● はい 　● 最小限の呼吸仕事量の増加を伴う軽度の陥没呼吸 　● 呼吸数：30〜32 回/分 　● SpO_2：鼻カニューレによる酸素供給中は 95 %，100 %酸素の供給により 99 %に上昇 3. **C**：小児の循環は十分か？ 　● いいえ 　● 蒼白 　● 中枢脈拍は強い，末梢脈拍は微弱 　● 心拍数：170 〜 172 回/分（頻拍） 　● 血圧：82/55 mm Hg 　　− これは低血圧閾値を下回るか？［解答：いいえ。患者は正常血圧］ 　● 毛細血管再充満時間（左足の内側を確認する）：9 秒以上 **この乳児は即時介入の必要な致死的な状態にある。**状態は？［代償性ショック］ 一次評価の残りの部分は，代償性ショックの原因を特定して治療するための要因に焦点を絞る必要がある 4. **D**：小児の反応レベルは（AVPU スケールを使用）？ 　● 声や触れたりするとわずかに目を開けるが，すぐに睡眠状態に戻る 　● 瞳孔は 3 mm で左右均等，両側の対光反射は正常 　● すべての四肢を適切に逃避する 　● ベッドサイド血糖値 84 mg/dL 5. **E**：小児の体温は？ 　● 正常体温（体温：98.6°F/37°C） 6. **E**：発疹または外傷を示す明らかな徴候はあるか？ 　● 発疹なし 　● 明らかな外傷の徴候なし 　● 粘膜が非常に乾燥

（続く）

(続き)

5	受講者に以下の質問をする:
	1. あなたの評価は？
	• 呼吸障害を伴う代償性循環血液量減少性ショック（軽度〜中等度）
	• **インストラクター向けの注意事項:** 受講者に『PEARS プロバイダーマニュアル』の「パート 10：ショックによる緊急事態の管理」と身長別カラーコード化テープを参照させる
	2. どのような介入を想定するか？
	• 骨髄路／静脈路を確保する。20 mL/kg の等張晶質液（通常は生理食塩液）をボーラス投与する。ボーラス静注の投与中および投与後は慎重に再評価する。心不全の徴候（呼吸障害の増悪やラ音の出現など）が進展した場合は輸液ボーラス投与を中止する。ショックの徴候を治療するため，必要に応じて輸液ボーラス投与を繰り返す
	• この小児は極度の嗜眠状態のため，可能な限り速やかにベッドサイド血糖値を確認することが重要である（血糖値は正常）

ビデオを再開する
患者に関する箇所でビデオは自動的に一時停止する

	インストラクターの議論
	ショックビデオケースのディスカッション 2：赤いシャツを着た 17 歳女性（青少年の癌患者） — 血液分布異常性ショック

1	受講者に，『PEARS プロバイダーマニュアル』のパート 3 と 4 の初期評価（第一印象） — 小児評価のトライアングルを参照して焦点を絞るよう伝えたうえで**ビデオクリップ 2 を再生する**
2	**ビデオが一時停止したら**，受講者に以下の質問をする（この質問は初期評価（第一印象）—小児評価のトライアングルに焦点を当てている）： 回答は，受講者が質問に対して回答できない場合にディスカッションの進行の助けになるよう提示されている
	1. 患者の**外見**は？
	• 嗜眠状態，時折目を開けるがすぐに睡眠状態に戻る
	2. 患者の**呼吸仕事量**は？
	• 呼吸数はやや増加（頻呼吸）
	• 呼吸努力の増加は認められない
	3. この患者の**循環（皮膚色）**は？
	• 口唇は極めて蒼白
	4. この患者は即時介入の必要な致死的な状態にあるか？
	• はい（可能性は高いがさらに情報が必要）
	• いいえ（可能性はあるがさらに情報が必要）
	インストラクター向けの注意事項: この少女は重篤な病状であるように見える。集中的な一次評価を行って，重度の呼吸障害やショックの徴候が検知された場合には即時介入を実施するために評価を中断するよう準備しておく
3	受講者に，『PEARS プロバイダーマニュアル』のパート 5 の一次評価に焦点を絞るよう指示したうえで**ビデオクリップ 2 を再開する**

(続く)

（続き）

| 4 | ビデオが一時停止したら，受講者には一次評価（気道［A］，呼吸［B］，循環［C］，神経学的評価［D］，全身観察［E］）に焦点を絞るよう指示する
受講者に以下の質問をする：
1. **A**：気道は開通を維持できるか？
　• はい
2. **B**：呼吸は正常か？
　• はい
　• 呼吸数の増加（頻呼吸）：27回/分
　• 呼吸音は清明
　• SpO_2：鼻カニューレによる酸素供給中は95％～96％
3. **C**：少女の循環は十分か？
　• いいえ
　• 極めて蒼白
　• 中枢および末梢脈拍は微弱
　• 心拍数：153～156回/分（頻拍）
　• 血圧：81/46 mm Hg
　　– これは低血圧閾値を下回るか？［解答：はい，患者は低血圧］
　• 毛細血管再充満時間の著しい遅延：6～7秒
これで即時介入の必要な**致死的な状態**と判定した。状態は？（低血圧性ショック：この少女は癌患者であることから，敗血症性ショックを起こしている可能性がある）
一次評価の残りの部分は，低血圧性ショックの原因を特定して治療するための要因に焦点を絞る必要がある
4. **D**：この少女の反応レベルは？
　• 嗜眠状態だが声に反応
　• 血糖値：145 mg/dL
5. **E**：少女の体温は？
　• 発熱（体温：103.8°F/39.9°C）
6. **E**：外傷を示す明らかな徴候はあるか？
　• 明らかな外傷の徴候なし |

| 5 | 受講者に以下の質問をする：
1. あなたの評価は？
　• おそらく敗血症に起因する低血圧性血液分布異常性ショック
　• **インストラクター向けの注意事項：** 受講者にPEARSポケットリファレンスカードの「小児のショック管理フローチャート」および「循環器系緊急事態に対する判定フローチャート」を参照させる
2. どのような介入を想定するか？
　• 心肺モニターを開始する
　• 静脈路／骨髄路の確保（すでに血管路確保されていることもある），等張晶質液20 mL/kgのボーラス投与。輸液ボーラス投与中および投与後に慎重かつ頻回の再評価を実施する。心不全の徴候（呼吸障害の増悪やラ音の出現など）が進展した場合は輸液ボーラス投与を中止する。
　• 治療後1時間以内に経験に基づく抗生物質の静脈内投与療法を行う
　• 培養検査を実施する
　• ショック治療の必要に応じて輸液の追加ボーラス投与を行う。各回の等張晶質液のボーラス投与で頻回の心肺再評価を行う |

インストラクター向けの注意事項

スキル実習セッションを効果的に指導するには，受講者にさまざまなスキルを実演させるようにし，受講者が実践的なスキル実習を修了する機会を与えること

ディスカッション

受講者に以下の質問をする：
- それぞれの患者について適切な輸液ボーラス投与は？
  - **患者1**：（推定体重 8～9 kg）
    - 初回ボーラス投与 180 mL，その後患者の改善を再評価
    - 2回目のボーラス投与 180 mL，その後患者の改善を再評価
    - 3回目のボーラス投与 180 mL
  - **患者2**：（推定体重 50 kg）
    - 初回ボーラス投与 1000 mL，その後患者の改善を再評価
    - 2回目のボーラス投与 1000 mL，その後患者の改善を再評価
    - 3回目のボーラス投与 1000 mL

受講者の実習

1人の受講者に以下を実演してもらう。スキルごとに違う受講者を選ぶこと。
- 血液分布異常性ショックまたは血液分布異常性ショックの小児の正しい体位を実演する
  - 体位：仰臥位
- 心電計リードの装着を実演する
  - 心電図モニターが必要な時は声に出して言う
    - 白のリード：右肩
    - 赤のリード：左足もしくはわき腹
    - 黒，緑もしくは茶色のリード：左肩
- 輸液の急速ボーラス投与の準備と実施を実演する
  - 太い静脈カテーテル，1000 mL の等張晶質液のバッグ，大口径の静脈チューブ，加圧バッグ（一部のシステムではプッシュプル法に三方活栓と 60 mL シリンジを使用）を集める
  - チューブを輸液バッグとシリンジ（活栓を使うシステムでは活栓）につなぐ
  - 用量計算の 20 mL/kg を口頭で説明し，肺音と毛細血管再充満時間の評価と再評価を説明し，血圧を声に出して読み上げる

  追加：骨髄路針を説明し（または実物を見せ），その使用の適応について説明する

インストラクターのメモ

次へ

ショックによる緊急事態の管理：心原性
（オプション）

レッスン 9C
ショックによる緊急事態の管理：心原性（オプション）

10 分間

学習目標
- 心停止，呼吸障害，またはショックを伴う小児を含む，重症の疾患や外傷のある小児の初期の安定化を実演する

インストラクターへのヒント
- すべてのビデオディスカッションにおいて，各ケースを理解するためにビデオを利用する。ケースの最終診断を発表する前に，小児評価のトライアングルと一次評価を含む全体的な議論を促すこと
- 受講者に，ベッドサイドで一次評価を行う前に，初期評価を「診察室の入り口から」行うよう指導する
- このレッスンでは受講者をさらに積極的に参加させる優れた方法を提供する
- 自分の声の抑揚に変化をつけ，ペースも変えて教室内のエネルギーレベルを変える
- 受講者同士で協力して質問に回答できるよう準備することを促す
- 先へ進む前に，それぞれの受講者がすべてのスキルを十分に習得したことを確認する

心原性ショックのビデオを再生する
患者に関する箇所でビデオは自動的に一時停止する

	インストラクターの議論
	ショックビデオケースのディスカッション 3：金髪の 18 カ月の女児，黄色いおしゃぶりをしている―心原性ショック
1	受講者に，『PEARS プロバイダーマニュアル』のパート 3 と 4 の初期評価（第一印象）― 小児評価のトライアングルを参照して焦点を絞るよう伝えたうえで**ビデオクリップ 1 を再生する**
2	受講者に，『PEARS プロバイダーマニュアル』のパート 3 と 4 の初期評価（第一印象）― 小児評価のトライアングルを参照して焦点を絞るよう伝えたうえで**ビデオクリップ 3 を再生する**
3	ビデオが一時停止したら，受講者に以下の質問をする（この質問は初期評価（第一印象）―小児評価のトライアングルに焦点を当てている）：回答は，受講者が質問に対して回答できない場合にディスカッションの進行の助けになるよう提示されている 1. 患者の**外見**は？ 　• 嗜眠状態，小児は目でヘルスケアプロバイダーを追っているが，四肢は動いていない 2. 患者の**呼吸仕事量**は？ 　• 呼吸数の増加（頻呼吸） 　• 中等度の陥没（胸骨上，肋骨間，肋骨下） 3. この患者の**循環（皮膚色）**は？ 　• 両頬の紅潮 　• 口唇はピンク色だが右大腿にまだら模様

（続く）

(続き)

		4. この患者は即時介入の必要な致死的な状態にあるか？ • はい（可能性は高いがさらに情報が必要） • いいえ（可能性はあるがさらに情報が必要） **インストラクター向けの注意事項：** この小児は重篤な病状であるように見える。集中的な一次評価を行って，重度呼吸障害やショックの徴候が検知された場合には即時介入を実施するために評価を中断するよう準備しておく
	4	受講者に，『PEARS プロバイダーマニュアル』のパート 5 の一次評価に焦点を絞るよう指示したうえで**ビデオクリップ 3 を再開する**
	5	ビデオが一時停止したら，受講者には一次評価（気道［A］，呼吸［B］，循環［C］，神経学的評価［D］，全身観察［E］）に焦点を絞るよう指示する 受講者に以下の質問をする： 1. **A：** 気道は開通を維持できるか？ • はい 2. **B：** 呼吸は正常か？ • はい。増悪のリスクあり • 呼吸数の増加（頻呼吸）：76 回/分 • 中等度の陥没（胸骨上，肋骨間，肋骨下） • 両側にラ音 • 気流は両側で均等かつ十分 • SpO_2：鼻カニューレによる酸素供給中は 96 ％〜 98 ％ 3. **C：** 小児の循環は十分か？ • いいえ • 蒼白 • 下肢の皮膚にまだら模様 • 中枢脈拍は良好，末梢脈拍は微弱 • 心拍数：152 〜 156 回/分（頻拍） • 血圧：67/37 mm Hg – これは低血圧閾値を下回るか？［解答：はい，患者は低血圧］ • 毛細血管再充満時間：6 秒以上 これで即時介入の必要な**致死的な状態**と判定した。状態は？［心不全の徴候を伴う低血圧性ショック，つまり肺水腫］可能性のある原因は？［心筋不全］ 一次評価の残りの部分は，低血圧性心原性ショックの原因を特定して治療するための要因に焦点を絞る必要がある 4. **D：** この小児の意識レベルは？ • 嗜眠状態だが痛みに反応（触れるとすすり泣く） • 血糖値：98 mg/dL 5. **E：** 小児の体温は？ • 正常体温（体温：98.6°F/37℃） 6. **E：** 外傷または感染を示す明らかな徴候はあるか？ • 明らかな外傷の徴候なし，発疹なし

(続く)

(続き)

6	受講者に以下の質問をする：

1. あなたの評価は？
   - 低血圧性心原性ショック
   - **インストラクター向けの注意事項：** 受講者に『PEARS プロバイダーマニュアル』の「心原性ショック」と身長別カラーコード化テープを参照させる。心原性ショックおよび肺水腫のある患者に対する輸液ボーラス投与の潜在的利益と潜在的有害性について議論を促す

2. この小児が必要とする初期介入は？
   - 専門家（理想的には小児心臓専門医）に相談する
   - 静脈路を確保し，等張晶質液をボーラス投与する少量の等張晶質液（5～10 mL/kg）を時間をかけて（10～20 分間）ボーラス投与する
   - 各回のボーラス投与中および投与後に小児を再評価する。呼吸障害の増悪やラ音の出現などがみられる場合は輸液ボーラス投与を中止する。輸液ボーラス投与を認容できる場合は必要に応じて繰り返し，ショックの徴候を治療する
   - この小児は追加のショック治療を必要とするため，高度医療機関への搬送の準備をする

インストラクターのメモ

次へ

チームダイナミクス

レッスン 10
チームダイナミクス

20 分間

学習目標
- 効果的なチームダイナミクスを適用する

インストラクターへのヒント
- このレッスンプランの目標を明確に伝えることで，受講者がレッスンをより理解できるようにする
- この「チームダイナミクス」レッスンは，受講者をさらに積極的に参加させる優れた方法である
  - 自分の声の抑揚に変化をつけ，ペースも変えて教室内のエネルギーレベルを変える
  - 受講者には，最初に到着するプロバイダーはリーダーであり，小児評価のトライアングルから始めることが期待されるということを指導する。最初に到着するプロバイダーが助けを呼んだ時は，他のチームメンバーが到着して補助する

受講者に『PEARS プロバイダーマニュアル』のパート 12 を開いてもらう
- 「チームダイナミクスの役割と責任」の図を参照する

チームダイナミクスのビデオを再生する
大人数のグループでは，受講者全員で以下を行う
- ビデオを再生する
- ビデオは「悪いチームダイナミクス」の後で自動的に一時停止する

ディスカッション
- ビデオが一時停止したら，受講者に以下の質問をする：
  - どのような「悪いチームダイナミクス」が見られたか？
  - どのような態度がみられたか？

ビデオを再開する
- 効果的なチームダイナミクスを判定するため，下表を参照する
- 効果的なチームダイナミクスの要素
  - 役割
    - 明確な役割と責任
    - 自分の限界の認識
    - 建設的な介入
  - 伝える内容
    - 知識の共有
    - 要約と再確認

- 伝える方法
  - クローズドループコミュニケーション
  - 明確なメッセージ
  - お互いに敬意を表す

要素	効果的なチームダイナミクス：チームリーダー	効果的なチームダイナミクス：チームメンバー
1. 明確な役割と責任	・臨床状況における，各チームメンバーのすべての役割を明確に定義する ・各チームメンバーの能力と職務範囲に応じて役割と責任を割り当てる ・チームメンバーのリソース（スキル）を可能な限り効率的かつ有効に利用できるよう，作業を均等に割り当てる	・明確に定義され，能力レベルに見合った作業を実行する ・役割や指示された作業が経験や能力を超える場合は，その旨をチームリーダーに報告する ・必要に応じて作業の補助を行えるよう備える
2. 自分の限界の認識	・早めに支援を要請し，患者の状態が悪化してから支援を求めたり，必要な支援が手遅れになることのないようにする ・作業の完了が困難なチームメンバーがいれば，他のチームメンバーに支援を要請する ・初期治療を実施しても患者の状態が悪化する場合は，より経験豊富な人員に助言を求める	
3. 建設的な介入	・チームメンバーが誤った処置の準備をしていれば介入する ・是正措置を講じ，チームメンバーが正しい作業を適切な順序で実施している状態を確保する ・割り当てられた作業を実施することができないチームメンバーがいれば，別の作業に割り当てる	・あるチームメンバーが処置を誤りそうであると考えられる場合には，チームリーダーまたはチームメンバーに処置の確認を依頼する ・指示された，または投与もしくは実施のために準備されている薬剤，投与量または治療法に誤りを認めた場合は，別の薬剤，投与量または治療法を提案する
4. 知識の共有	・情報共有の環境を促進し，次善の治療に確信が持てない場合は意見や提案を求める ・心停止の治療可能な原因や，蘇生処置の効果を制限しているおそれのある要因に関して，チームメンバーに意見や提案を求める ・何か見過ごしていることがないかどうかを尋ねる（静脈路が確保されているか，薬剤が投与されているかなど） ・治療に関連するすべての臨床徴候を検討する	・他のメンバーと情報を共有する ・蘇生処置の効果を制限しているおそれのある要因の判定を試みる

（続く）

（続き）

要素	効果的なチームダイナミクス：チームリーダー	効果的なチームダイナミクス：チームメンバー
5. 要約と再評価	・鑑別診断や，蘇生処置の失敗につながる可能性のある要因に関して，チームメンバーに提案を求める ・投与された薬剤や実施された治療法，治療効果をチーム内で頻繁に再検討する ・新情報や治療効果（または治療無効）に基づき治療方針の変更が必要であると考えられる場合には，治療方針を変更する ・新たに参加したメンバーに患者の現状，および今後の行動計画を伝える	・患者の臨床状態の大きな変化に十分注意し，患者の状態が悪化した場合はモニタリング項目を増やす（血圧測定など）
6. クローズドループコミュニケーション	・指示が聞こえ，理解できたことを口頭で報告させ，確認する ・現作業の完了が報告されてから（「血管を確保しました」など），次の作業を割り当てる ・作業完了の報告を受けたことを確認する（「了解しました。静脈路が確保されたので，アドレナリン 1 mg を投与してください」など）	・指示が聞こえ，理解できたことを報告する（「静注を開始します」など） ・作業の開始時または終了時にはチームリーダーに報告する（「静脈路を確保しました」など） ・薬剤投与やその他の処置の指示を，その実施前に確認する（「アミオダロン 5 mg/kg を今静注するよう指示しましたか」など）。
7. 明確なメッセージ	・特定のチームメンバーに明確なメッセージや指示を出す ・明確かつ明瞭に話すようチームメンバーに指示する ・不明瞭なメッセージがあれば確認するよう指示する ・普段どおりの穏やかな口調で話す ・次のステップの概要を説明し，リーダーが次に何を必要としているかをチームが理解／予測できるようにする	・投薬指示を復唱する ・指示が不明瞭であったり，理解できなかった場合には，指示を明確にする
8. お互いに敬意を表す	・礼儀正しく，落ち着いた口調で話す ・チームメンバーにフィードバックを行う ・チームメンバーが大声を出したり，礼を失した口調で話したりし始めた場合には介入する ・蘇生処置中は，全チームメンバーがストレスにさらされながらも適切に役割を果たそうとしていることを念頭に置いておく	・親しみやすい，落ち着いた口調で話す ・蘇生処置中は，チームリーダーと全チームメンバーがストレスにさらされながらも適切に役割を果たそうとしていることを念頭に置いておく

チームダイナミクスの役割と責任

蘇生における役割のトライアングル

圧迫担当
- 患者を評価する
- 胸骨圧迫を5サイクル実施する
- 5サイクルごと，または2分ごとに（疲労の徴候が認められるようになった場合はもっと早く），AED/モニタリング/除細動器と交代する。

AED/モニター/除細動器
- AED/モニター/除細動器を準備し，操作する
- 5サイクルごと，または2分ごとに（疲労の徴候が認められるようになった場合はもっと早く），できればリズム解析時に，圧迫担当と交代する。
- モニターがある場合，チームリーダー（およびチームのほとんどのメンバー）から見える位置にモニターを設置する

気道
- 気道を確保する
- バッグマスク換気を行う
- 適宜，気道補助用具を挿入する

チームがコードを所有する。自分自身の安全を確保するため以外，チームメンバーはトライアングルを離れない。

6名で構成される高いパフォーマンスチームの配置*

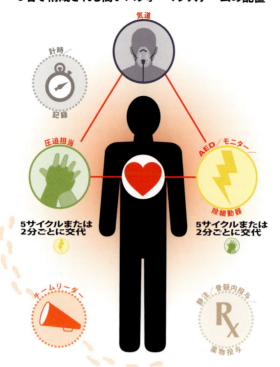

*これはチームのフォーメーションの一例である。役割については，地域のプロトコルに適応させてもよい。

リーダーシップの役割

チームリーダー
- どの蘇生チームも，決められたリーダーがいなければならない
- チームメンバーに役割を割り当てる
- 治療に関する決定を行う
- 必要に応じて他のチームメンバーにフィードバックを提供する
- 割り当てられていない役割の責任を負う

静注/骨髄内/薬物投与
- PALSプロバイダーの役割
- 静脈路/骨髄路の確保を開始する
- 薬物を投与する

計時／記録
- 介入時間および薬物投与を記録する（およびこれらを次に行うべき時に知らせる）
- 圧迫時の中断の頻度と長さを記録する
- これらをチームリーダー（および他のチームメンバー）に伝える

ディスカッション
- ビデオが終了したら，受講者に以下の質問をする：
  - どのような「良いチームダイナミクス」が見られたか？
  - どのような態度がみられたか？

インストラクターのメモ

次へ

総まとめ

レッスン 11
総まとめ

80 分間（グループごと）

インストラクターへのヒント

- 「総まとめ」の目標は，少なくとも 8 つのシナリオシチュエーションを使って，受講者にチームとして取り組む機会を与えることにある。受講者がコース全般で使用した器具やスキルを使用することが不可欠である。各シナリオでは 1 人の受講者に，最初に到着するプロバイダーとして患者に対処するよう求める。シナリオが進むにつれ，インストラクターは受講者が尋ねる傷病者の状態について情報を提供する。これは「実際の」ケースシナリオのシミュレーションとなる。最初に到着するプロバイダー（受講者）は小児評価のトライアングルから始めることが期待される。最初に到着するプロバイダーが助けを呼んだ時は，他のチームメンバーが到着して補助する
  - 受講者に，小児評価のトライアングルの実施には「3 歩のアプローチ」を使用するよう促す。1 歩目は診察室の入り口から患者の外見を観察する。2 歩目は患者の呼吸仕事量を観察する。最後の 3 歩目で患者の皮膚の色と循環を観察する。「ベッドサイド」にたどり着くまでに，初期評価の判定をして患者が早急な介入を必要としているかどうかの判断を終えている必要がある
- 各シミュレーション中に，受講者は以下を行う必要がある。
  - 最初に到着するプロバイダー：
    - 小児評価のトライアングルを使用してシミュレーションの患者を評価し，一次評価を開始する
  - 最初に到着するプロバイダーと援助者：
    - 一次評価が完了していない場合は補佐する
    - 致死的な緊急事態を判定し，ただちに介入して是正する
    - 小児の問題のタイプ（呼吸器，循環器，または両方）と重症度を判定する
    - **器具の実践的な使用とシミュレーション患者への配置**によって介入を実施する
    - 「評価－判定－介入」の手順を使用して介入および追加介入の必要性の評価を実演する
  - 最初に到着するプロバイダー：
    - **各シナリオの最後に，インストラクターまたは患者の処置を引き継ぐプロバイダー役を受け持つ受講者に簡潔な報告（引き継ぎ）をする**
- すべてのケースシナリオについては『PEARS インストラクターマニュアル』を参照のこと

受講者の実習
学習ステーション：シミュレーション／デブリーフィング

注意：ストップウォッチまたは計時装置を使用して，各ケースシミュレーションとデブリーフィングの時間を測定する

シミュレーション（5〜7 分間）	・ストップウォッチまたは計時装置を 5 分間に設定する ・シミュレーションの場所に椅子を置かない（誰も座っていてはいけない） ・各自に役割が割り当てられていることを確認する。後続の患者シミュレーションでは役割を交替する ・インストラクターケースシナリオの該当ケースのシナリオ導入部分を読み上げて，ケースを開始する

（続く）

（続き）

	• マネキンから得られない情報を提示する • 中断せずにシミュレーションを 5～7 分間続ける • 5～7 分経過したらシミュレーションを終わらせる
デブリーフィング （3～5 分）	• ストップウォッチまたは計時装置を 3 分間に設定する • 計時／記録の担当者に，シミュレーション中に生じた行動を確認するよう依頼する • インストラクターケースシナリオの裏に記載されているデブリーフィングツールを使用して，チームのデブリーフィングを行う • スキルステーション習熟度チェックリストを使用して，観察者にフィードバックを行わせる

ディスカッション
- ケースの重要な概念を要約する

構造化されたデブリーフィングのプロセス

段階	目標	行動
収集	受講者の声に耳を傾け，受講者がシミュレーションについて何を考え，どのように感じているのかを理解する	• チームリーダーからの談話を求める • チームから情報の明確化や補足を求める
分析	受講者による自身の行動に対する熟考と分析を促す	• イベントの正確な記録を確認する • 観察内容を報告する（正しい手順と誤った手順の両方について） • 受講者が，シミュレーション中の行動とデブリーフィング中に感じたことについて一通り熟考／検証するのを支援する • セッションの目標に継続して重点が置かれるように，デブリーフィング中の受講者の話の方向を調整する
要約	学習したレッスンの判定と確認を促進する	• 受講者からのコメントや発言をまとめる • 受講者が，チームや個人の行動について肯定的な面を判定できるようにする • 受講者が，チームや個人の行動について，変更や修正が必要な領域を判定できるようにする

受講者が 6 人の場合のサンプルコースの交代スケジュール

ケースごとに 10 分 チーム役割	最初のケース	次のケース
チームリーダー（インストラクター）	受講者 1	受講者 2
気道の補助／酸素	受講者 2	受講者 3
薬物	受講者 3	受講者 4
モニター／除細動器	受講者 4	受講者 5
圧迫担当	受講者 5	受講者 6
計時／記録	受講者 6	受講者 1

受講者が 6 人未満の場合は役割を組み合わせ，受講者が 6 人以上の場合は観察者の役割を追加する

- シナリオ案についてはコース日程を参照すること
- ケースシナリオの順番は融通が利くため，インストラクターを支援するために最適な順番にケースシナリオを編成すること

インストラクターのメモ

次へ

映像を用いた試験

レッスン 12
映像を用いた試験

45 分間

映像を用いた試験
すべての受講者はオープンリソース試験を受験しなければならない
- オープンリソース試験用紙を配布する
- 試験の監督をする
- 試験を回収し, 採点する
  - 受講者が合格するには正解率 84 %以上でなければならない
- 解答集を使用して, 受講者とともに解答を確認する

映像を用いた試験の詳細
- 試験はオープンリソース試験である

  資料には, 印刷版または電子書籍版の『PEARS プロバイダーマニュアル』, コース受講中にとったメモ, ECC ハンドブック, 『AHA 心肺蘇生と救急心血管治療のためのガイドラインアップデート 2015 (*2015 AHA Guidelines Update for CPR and ECC*)』などが含まれる。「オープンリソース」とは, 他の受講者やインストラクターと話し合ってもよいという意味ではない。
- ケース 1 を示し, 受講者に質問に回答するため数分与える
- 必要に応じて受講者のためにビデオを再生する
- 各ケースにおいて受講者が質問に回答できるよう十分な時間を割り当てる
- 試験中は, 受講者同士は協力することも, 話し合うこともできない
- 受講者が試験を完了したら, 採点する
- 注釈付きの解答集を参照して, 正しく解答できなかった問題について話し合う
- 質問に回答する
- 正答率が 84 %未満であった受講者は, すぐに補習を受ける必要がある。
  - 受講者が間違いを把握して, 解答を修正できるようにする
  - 2 回目の試験を実施するか, 間違いを口頭で確認して, 受講者が間違った項目を確実に理解するようにする

インストラクターのメモ